ISBN 978-3-662-31344-2   ISBN 978-3-662-31549-1 (eBook)
DOI 10.1007/978-3-662-31549-1

Sonderabdruck
aus Pharmazeutische Zeitung 1934, Nr. 22, 23, 24, 25, 30, 32, 33, 36

Pharmacopoea Helvetica Editio quinta
I. Allgemeiner Teil

Das neue schweizerische Arzneibuch ist gegenüber der vierten Ausgabe inhaltlich um etwa 30 p. c. vermehrt worden. Es sind insgesamt 1050 Einzelartikel in der 5. Ausgabe des Arzneibuchs, also 304 Artikel neu aufgenommen worden. In dieser Zahl befinden sich auch Mittel, die nur zur Verwendung als Hilfsstoffe für die Herstellung von Arzneibuchpräparaten bestimmt sind. Sie haben jedoch deshalb in der Schweizer Pharmakopöe Aufnahme gefunden, um zu dokumentieren, daß auch in der Schweiz großer Wert auf die Selbstbereitung galenischer und auch chemischer Arzneistoffe gelegt wird. Trotz der gleichzeitigen Streichung von 108 in der letzten Ausgabe enthaltener Präparate übertrifft das neue Schweizer Arzneibuch um 315 Artikel das DA-B. 6, in deren Zahl allerdings Zwischenstoffe zur Weiterverarbeitung nicht enthalten sind. Um einen Vergleich zu ziehen mit den bei uns gebräuchlichen Mitteln, muß aber auch das Ergänzungsbuch zum DA-B. mit herangezogen werden, das allein etwa 1000 Einzelartikel enthält, von denen eine nicht geringe Zahl zu den selbst in den kleinsten Landapotheken als gangbar bezeichneten Mitteln zu zählen ist.

Bei den allgemeinen Bestimmungen sind im ersten Abschnitt die Arzneimittel definiert als „Substanzen oder Substanzgemenge, welche für den menschlichen oder tierischen Organismus zur Verhütung, Beseitigung oder Linderung krankhafter oder störender Erscheinungen bestimmt sind". Hinsichtlich ihrer Klassifikation sind folgende Untergruppen zu unterscheiden: 1. Chemisch einheitliche Arzneistoffe (anorganische oder organische), 2. Chemisch nicht einheitliche Arzneistoffe (pflanzlichen, tierischen oder mineralischen Ursprungs), 3. Arzneizubereitungen (hergestellt aus Arzneistoffen der vorhergenannten Gruppen — keine chemisch einheitlichen Körper), 4. Sera, Vakzine und andere Immunstoffe, organotherapeutische Präparate.

Als eine Art Anhang sind pharmazeutische Spezialitäten als Arzneimittel definiert, „die in verwendungsfertiger Form unter einer bestimmten, oft gesetzlich geschützten Bezeichnung (Marke oder Phantasiename) und in eigenartiger, meist mit Gebrauchsanweisung versehener Packung in den Verkehr gebracht werden".

Der zweite Abschnitt behandelt die Bestimmungen über Gewichte, Maße, Temperaturen usw.

Bei den nach Löffelmaßen oder Kubikzentimetern graduierten Einnehmegläsern sollen die nachfolgenden Normen eingehalten sein: Für 1 Tee- oder Kaffeelöffel = 5 ccm, für 1 Dessert- oder Kinderlöffel = 10 ccm und für 1 Eßlöffel = 15 ccm, wobei die Fehlergrenze ± 0,5 ccm nicht übersteigen darf. Einnehmegläser nach Grammen graduiert sind nicht zugelassen.

Alle Bezeichnungen für Temperaturangaben sind auf Celsiusgrade zugeschnitten, wobei insofern Abweichungen zu den im DA-B. vorgesehenen Benennungen vorhanden sind, als unter gewöhnlicher Temperatur eine solche von 15—25° zu verstehen ist. Als warm bezeichnet man Wasser, wenn es 60—70° aufweist, heiß wird es genannt bei 85—95°. Hinsichtlich der zugelassenen Thermometer verbietet die Pharmacopoea Helvetica Stabthermometer und verlangt auf die Richtigkeit geprüfte Thermometer mit einem Skalenumfang von —10 bis +360° bei Halbgradteilung, wobei eine Länge von zirka 35 cm und als Dicke 7,0 bis 7,2 mm vorgeschrieben ist.

Unter dem Abschnitt über Bestimmungen betreffend Darstellungs- und Zubereitungsverfahren von Arzneimitteln ist ausdrücklich erlaubt, in Einzelheiten von der offizinellen Darstellungsvorschrift abzuweichen, sofern das Endprodukt von dem nach der Darstellungsmethode bereiteten keine Abweichungen zeigt. Genauere Daten finden sich für die Einhaltung des Begriffs Eindampfen unter vermindertem Druck. Für Weingeist oder unterhalb dessen Fraktionspunkt siedende Flüssigkeiten darf der Druck höchstens 50, bei wäßrigen und höher als Wasser siedenden Stoffen höchstens 30 mm Hg betragen, wobei die Temperatur der Flüssigkeit 50° nicht übersteigen soll.

Das Schweizer Arzneibuch fordert zur Trennung des Zerkleinerungsgrades für Drogen anders als im DA-B. genormte Siebe, die mit römischen Zahlen versehen von 0—III für grob zerstoßene bis fein geschnittene Arzneistoffe Maschenweiten von 9—1,5 mm aufweisen sollen, während für grobe und gröbliche Pulver die Siebe Nr. IV und IVa 15 bzw. 20 Maschen auf 1 cm, für mittelfeine Pulver (V) 27 Maschen, für feine (VI) 37—40 und für sehr feine, sogenannte alkoholisierte Pulver (VII) 50—51 Maschen pro Zentimeter haben müssen, wobei zwischen 0,2 und 0,15 mm starke verzinnte oder verchromte Eisen-, Aluminium-, oder Messingdrähte für Siebe 0—V und für Nr. VI und VII Messingdraht oder Seide vorgeschrieben sind.

Für die zur Digestion bestimmten Arzneistoffe schreibt das Schweizer Arzneibuch einen von dem jeweiligen Material abhängigen Zerkleinerungsgrad und eine Temperatur von 40—50° vor. Als Mazeration bezeichnet das Arzneibuch eine bei gewöhnlicher Temperatur vorgenommene einmalige oder wiederholte Extraktion fester Arzneistoffe von vorgeschriebenem Zerkleinerungsgrad, wobei die vereinigten Flüssigkeiten auf den festgelegten Gehalt bzw. auf ein näher bestimmtes Endgewicht zu bringen sind. Die Perkolation ist unter Hinweis auf die bei den Extrakten und Tinkturen gegebenen Bestimmungen als eine bei gewöhnlicher Temperatur stattfindende, durch Aufgießen mit automatische Einrichtung sich regulierende, fortlaufende Extraktion zu betrachten, bei der das Lösungsmittel auf der Droge nach 12stündigem Stehen derart abgelassen wird, daß pro Minute zirka 1 ccm abfließt.

Im 4. Abschnitt ist das Sterilisationsverfahren behandelt. Hierzu sei auf die in Pharm. Ztg. 1934 Nr. 14 veröffentlichte tabellarische Aufstellung von Prof. Rupp - Breslau verwiesen.

Die Bestimmungen betr. Aufbewahrung über gebranntem Kalk sehen gut verschließbare Gefäße mit doppeltem Boden vor, dessen unterer den Kalk aufzunehmen hat, während das Arzneimittel auf den oberen, durchlöcherten Boden gebracht wird. Auch Flaschen mit hohlem Glasstopfen, in denen der Kalk durch Watte oder Gaze vom Flascheninhalt getrennt wird, sowie Behälter, in denen ein Kalk enthaltendes Gefäß aufgestellt ist, sind zugelassen. Vor Insektenfraß zu schützende Drogen sind, bevor sie in ihr Vorratsgefäß eingefüllt werden, in einem mit Doppelboden versehenen, gut verschließbaren Kasten über Kalk mindestens 48 Stunden lang Chloroform- oder Schwefelkohlenstoffdämpfen auszusetzen, auszusieben und gut zu durchlüften.

Bei der Abgabe von Separanda oder Venena enthaltenden Arzneizubereitungen, deren Einzelgaben in Kubikzentimetern oder in Tropfen verordnet sind, ist eine graduierte Pipette oder ein Normaltropfenzähler mit zu verabfolgen.

Für die Packung, Etikette und Gebrauchsanweisung der pharmazeutischen Spezialitäten bestimmt das Schweizer Arzneibuch, daß der Name und Wohnort des „Inhabers" (Herstellers) der Spezialität bzw. der Marke, sowie die vollständige qualitative Zusammensetzung derselben in der Weise anzugeben ist, daß Identitäts- und Reinheitsprüfungen ausgeführt werden können. Enthält die Spezialität Separanda oder Venena, so ist deren Menge anzugeben.

Bei der Prüfung von Ordinationen bezüglich in Betracht kommender Maximaldosen ist die Verabreichung durch den Mund oder den Mastdarm oder mittels Einspritzung auch diejenige in die Harnröhre, sowie die Applikation der Globuli dem innerlichen Gebrauch gleichzustellen.

Für die Prüfung der Arzneimittel sollen die zur Beurteilung zu verwendenden Reagensgläser, wenn die Gesamtflüssigkeitsmenge 1 ccm übersteigt, eine innere Weite von 11 mm besitzen, und, sofern 1 ccm oder weniger begutachtet wird, sollen solche von zirka 9 mm Weite Verwendung finden.

Der Ausfall von Reaktionen wird nach neuen Gesichtspunkten bestimmt, wozu folgendes zu sagen ist:

Die Schweizer Pharmakopöe bedient sich zur Unterscheidung des Intensitätsgrades der Reaktion des „Wasserstoffexponenten" nach Sörensen. Bekanntlich ist die Wasserstoffionenkonzentration oder auch Wasserstoffzahl das Maß für die in einer Flüssigkeit vorhandenen Quantität an Wasserstoffionen, sie ist also der Maßstab für die Beurteilung der jeweiligen Stärke der Reaktion. Weil die H-Werte Potenzen mit negativen Exponenten sind, wird mit den negativen Logarithmen dieser Werte gerechnet, und man erhält so die mit p_H bezeichneten Werte nach Sörensen in positiven Zahlen. Als neutral wird eine Flüssigkeit bezeichnet, wenn von ihr weder rotes Lackmuspapier deutlich blau, noch blaues deutlich rot gefärbt wird (p_H zirka 6,0—7,5), wobei zu bemerken ist, daß der p_H-Wert einer vollkommen neutralen Lösung bei 7,07 liegt. Der Wasserstoffexponent der sauren Lösung ist kleiner als diese Zahl, während der einer alkalischen Flüssigkeit mit dem Grade der Alkalität entsprechend zunimmt. So bezeichnet die Pharmakopöe den Zustand als schwach alkalisch, wenn die betr. Flüssigkeit rotes Lackmuspapier bläut, und wenn 1 ccm der Flüssigkeit durch 1 Tropfen Thymolblau gelb bis grün gefärbt wird (p_H zirka 7,5—8,6); stark alkalisch bedeutet, daß 1 ccm einer Flüssigkeit durch 1 Tropfen Thymolblau blau gefärbt wird ($p_H >$ zirka 8,6). Schwach sauer bezeichnet man eine Lösung, wenn 1 ccm durch 1 Tropfen Bromphenolblau blau bis violett gefärbt wird und wenn blaues Lackmuspapier gerötet wird (p_H 3,8—6,0). Bei stark sauer reagierenden Lösungen wird 1 ccm durch 1 Tropfen Thymolblau gelb, durch 1 Tropfen Bromphenolblau gelb bis grün gefärbt (p_H 2,0—3,8). In sehr stark saurem Medium wird 1 ccm der Flüssigkeit von 1 Tropfen Thymolblau rot gefärbt ($p_H <$ zirka 2,0). Unter Bromthymolblau-neutral ist zu verstehen, daß 1 ccm der Flüssigkeit durch 1 Tropfen Bromthymolblau grün gefärbt wird ($p_H = 6{,}4$—$7{,}2$).

Häufiger vorkommende Identitätsreaktionen sind im allgemeinen Teil angegeben, so daß bei den einzelnen Artikeln im speziellen Teil nur ein kurzer Hinweis erfolgt; auch die zur Beurteilung der Reinheit bestimmten, häufig wiederkehrenden bekannten Reaktionen sind in gleicher Weise zusammengestellt.

Für die maßanalytischen Bestimmungen ist zu beachten, daß das wahre Liter, also das Volumen, welches 1 kg Wasser von 4° in einem Gefäß von 15° im Vakuum gewogen einnimmt, als Einheit gilt. Dementsprechend sind die Meßkolben auf Einwaage ($E + \frac{15°}{4°}$), Pipetten und Büretten auf Ausguß ($A + \frac{15°}{4°}$) geeicht. Bei der in $^1/_{10}$ ccm eingeteilten gewöhnlich früher gebrauchten Bürette ist an der Tropfenzahl 20, bei der jetzt häufiger verwendeten in Zwanzigstel Kubikzentimeter aufgeteilten Mikrobürette ist an 40 Tröpfchen pro ccm festgehalten worden.

Die Bestimmungsmethoden des Schmelz- und Erstarrungspunktes sind eingehend beschrieben, und bei der Ausführung muß man sich an den Wortlaut halten, um Differenzen auszuschließen. Zur Siedepunktsbestimmung läßt die Schweizer Pharmakopöe das E d e r - K u t t e r - Kölbchen verwenden, das aus einem in schwer schmelzbarem Glas hergestellten zylindrischen Flüssigkeitsbehälter von ganz bestimmten Ausmaßen mit aufgesetztem genau in der lichten Weite festgelegtem Hals, in den man eine aus 8 Windungen bestehende Glasbandschraube einsetzen kann, besteht. Das Abflußrohr befindet sich am oberen Teil des 11 cm langen Halses 1,5 bis 2,5 cm vom oberen Rand entfernt. In die obere Öffnung des Halses wird das Thermometer eingesetzt. Für die Erhitzung des Kölbchens, in dem 50 ccm der zu prüfenden Substanz zur Verwendung genommen werden sollen, dient bis zirka 100° ein ungelochter Asbestkarton, bei höher siedenden Flüssigkeiten ist ein einfaches Drahtnetz zu verwenden, das mit einem kreisrund gelochten Asbestkarton zu bedecken ist. Für die genauere Ausführung bei über 180° siedenden Flüssigkeiten, sowie für die von dem Arzneibuch bei einzelnen Substanzen anzubringende Korrektur sind Richtlinien gegeben.

Das spezifische Gewicht wird nach dem schweizerischen Arzneibuch bei $\frac{15°}{15°}$ bestimmt, d. h. es wird darunter das Verhältnis des Gewichtes einer Substanz bei 15° zum Gewicht des gleichen Volumens Wasser bei 15° verstanden. Im Arzneibuch gibt Tabelle VIII Korrekturfaktoren für die Temperaturdifferenz von 1° an zur Ermittlung der spezifischen Gewichte für Temperaturen zwischen 10 und 30°. In Tabelle IX sind die spezifischen Gewichte für verschiedene Konzentrationen verschiedener Stoffe aufgeführt, und die Tabelle X bringt Beziehungen zwischen spezifischen Gewichten und Baumé schen Aräometergraden.

Bei der Festlegung des Säuregrades von Fetten und Ölen, bei der Säurezahl und Verseifungszahl wird die jeweilige Titration, ohne Einfluß darauf, ob es sich um eine direkte oder indirekte Titration handelt, mit Thymolblau als Indikator ausgeführt. Zur Bestimmung der Jodzahl wird der entsprechende Stoff in Chloroform gelöst, mit 25 ccm $^1/_5$ n-Jodmonobromidlösung versetzt, nach 15 Minuten langer Einwirkung 1,5 g Kaliumjodid hinzugefügt und ohne Stärkelösung mittels $^1/_{10}$ n-Thiosulfatlösung titriert. Bei der Bestimmung des Unverseifbaren wird die Seifenlösung zuerst mit 100 und darauf mit 50 ccm Äther ausgeschüttelt. Die vereinigten Ätherauszüge werden mit dreimal 5 ccm Wasser ausgewaschen, das Lösungsmittel wird abdestilliert und der Rückstand bei 103—105° getrocknet.

Neu ist die Prüfung von Arzneigefäßen und von Geräteglas. Das Arzneibuch gibt für alkaliarmes Arzneiglas eine genau definierte Norm, nach der auf 100 ccm berechneter, innerer Oberfläche 0,2 ccm $^1/_{100}$ n-Säure kommen darf. Auch Ampullen und das zur Prüfung von Arzneimitteln verwendete Geräteglas müssen den an alkaliarmes Arzneiglas geforderten Bedingungen genügen. Auch Metallfolien, Tuben, Spritzkorke und Metalldeckel sind der Prüfung auf eventuellen Bleigehalt unterworfen.

Die Rubrik „Inkompatibilitäten" besteht aus Angaben über die Kombination solcher Stoffe, die bei ihrer Vereinigung nicht ohne weiteres übersehbare Erscheinungen auslösen. Die eintretenden Veränderungen erstrecken sich auf Fällungen, Zersetzungen, Bildungen von schwächer oder stärker wirkenden Verbindungen, Änderungen im Aussehen wie Farbstoffbildungen oder Farbenänderung und explosionsartige Erscheinungen.

Die hinter dem speziellen Teil sich befindenden Tabellen enthalten die Atomgewichte, eine Zusammenstellung der zur Untersuchung notwendigen Reagenzien und volumetrischen Lösungen für Arzneimittel und medizinisch-klinische Diagnostik. Daran schließt sich die Tabelle der Separanda an, unter deren Zahl sich eine ganze Reihe Arzneimittel befindet, die nach dem DA-B. und dem Erg.-B. den indifferenten Stoffen einzureihen sind, während die Tabelle

Venena in Betäubungsmittel und übrige Venena unterteilt ist. In der Tropfentabelle ist in der ersten Zahlenreihe ausgedrückt, wieviel aus dem Normaltropfenzähler fließender Tropfen auf 1 g des betr. Arzneimittels zu rechnen sind, und die zweite Zahlenreihe gibt das Tropfengewicht in mg ausgedrückt an. Es folgt eine Aufstellung der Maximaldosen und eine Tabelle zur Herstellung isotonischer Lösungen, wobei der Teil A sich mit solchen Lösungen befaßt, die den gleichen osmotischen Druck und somit die gleiche Gefrierpunktserniedrigung gegenüber reinem Wasser aufweisen wie das Blutserum des Menschen, während der Teil B Hinweise enthält, die sich auf „mit der Tränenflüssigkeit isotonische Lösungen" beziehen. Weitere Tabellen befassen sich mit Korrekturfaktoren für die spezifischen Gewichte flüssiger Arzneimittel oder enthalten Angaben über das Verhältnis der spezifischen Gewichte zu entsprechenden Konzentrationen von Laugen, Säuren, Alkoholen usw.

Sodann folgen eine Aufstellung zur Ermittlung der verschiedenen Zuckerarten aus Kupferoxydul und eine Extrakttabelle für Süßwein sowie eine Zusammenstellung der Brechungsindizes ätherischer Öle. Mit einer Anleitung „Erste Hilfe bei Vergiftungen" findet das Werk seinen eigentlichen Abschluß. Die noch folgende Tabelle XVI „Index und Synonyma" ist als Inhaltsverzeichnis gedacht.

II. Spezieller Teil

Von den im speziellen Teil neu aufgenommenen Artikeln folgt nunmehr zuerst die Besprechung des pharmakognostischen Abschnitts; anschließend werden die in der Editio V hinzugekommenen galenischen Präparate behandelt und dann folgen die dem chemischen Teil zuzurechnenden neu aufgenommenen Mittel.

Der Zusammenstellung liegt die Absicht zugrunde, nicht nur einen Überblick über die hier vorliegenden wissenschaftlichen Neuerungen zu geben, sondern vor allem den deutschen Apotheker in die Lage zu versetzen, sich die in diesem ausgezeichneten Arzneibuche niedergelegten Erfahrungen praktisch nutzbar zu machen. So ist der Gelehrtenstreit, die kritische Gegenüberstellung wissenschaftlicher Anschauungen bewußt in den Hintergrund gestellt worden. Aus der Gegenüberstellung der Gebrauchsbücher des deutschen Apothekers, des DA-B. 6 und des Ergänzungsbuchs zum DA-B. mit der Helvetica 5 erkennt der Apotheker sofort die hier bestehenden Unterschiede und kann selbst die ihm geeignet erscheinenden praktischen Folgerungen ziehen.

Diesem Zweck dient auch die detaillierte Angabe der in den genannten deutschen Büchern nicht oder in anderer Zusammensetzung enthaltenen Vorschriften für eine ganze Reihe von Präparaten.

Bei der folgenden Besprechung der neu aufgenommenen Artikel wurde hinter der Hauptbezeichnung in Klammern hinzugefügt, wo der betr. Artikel in den genannten deutschen Büchern beschrieben ist. Beim Fehlen einer solchen Ergänzung findet sich der Stoff weder im DA-B. noch in der 5. Ausgabe des Ergänzungsbuchs zum DA-B.

A. Pharmakognostisch-Galenisches

An Pflanzendrogen wurden neu aufgenommen:
Carica (Erg.-B.) zu Sirupus Caricae compositus (Erg.-B.).
Cortex Viburni prunifolii (Erg.-B.) zu Tinctura Viburni prunifolii.
Faex siccata (DA-B., Faex med. zur Pillenbereitung).
Flavedo Aurantii dulcis recens zu Tinct. Aurantii dulcis.
— Citri recens zu Tinct. Citri, Limonata aerata laxans, Sirupus Citri und Sir. Creosoti compos.
Flos Convallariae (Erg.-B.) zu Tinct. Convallariae (Erg.-B.)
— Farfarae zu Species pectorales, der keine Veilchenwurzel, dafür aber neben Flos Farfarae Flos Malvae, Flos Rhoeados, Fol. Althaeae und Fol. Thymi neben den zum Brusttee DA-B. benötigten Drogen enthält.
— Pruni spinosae (Flores Acaciae Erg.-B.).
— Pyrethri (Erg.-B.).
Folium Betulae zu Species anticystiticae, einem aus gleichen Teilen Fol. Betulae, Fol. Uvae ursi, Stylus Maydis, Rad. Liquirit. und Rhiz. Graminis bestehenden Blasentee.
— Boldo (Erg.-B.).
— Farfarae (DA-B.).
— Fraxini von Fraxinus exselsior.
— Laurocerasi recens zu Aqua Laurocerasi (Erg.-B.).
— Plantaginis zu Sirupus Plantaginis.
— Rubi fruticosi.
— Theae, fermentierte getrocknete Blätter von Thea sinensis L. mit 2,2 p. c. Koffeingehalt.
Fructus Lauri (DA-B.).
— Papaveris, die von den Samen befreite, reife Frucht von Papaver somniferum, die unter die Separanden gestellt wird.
— Rubi idaei recens zu Sirupus Rubi idaei.
— Sambuci recens zu Succ. Sambuci inspiss.
Herba Cannabis (Erg.-B.). Nicht von Cannabis indica, sondern von Cannabis sativa L., zu den Separaranden gehörend, zu Tinct. Cannabis.
— Equiseti (Erg.-B.) zu Species siliciferae aus Herba Equiseti 25,0, Herba Galeopsid. 20,0 und Herba Polygoni avicularis 55,0 bestehend.
— Galeopsidis (Erg.-B.).
— Hyoscyami mutici (den Fol. Hyoscyami nigri DA-B. 6 entsprechend) von Hyoscyamus muticus mit 0,8 p. c. Alkaloidgehalt.
— Nasturtii recens zu Sirupus Armoraciae compositus, einem aus Herb. Nasturt., Rad. Armoraciae, Spiritus, Extr. Aurant. amar. fluid, Extr. Gentianae und Zuckerlösung bestehenden Meerrettigsirup.
— Polygoni avicularis zu Spec. siliciferae.
Lichen islandicus desamaratus, ein mit Spiritus entbittertes Isländisch-Moos (das Präparat des Erg.-B. ist mit Kaliumkarbonatlösung hergestellt).
Mastix (DA-B.).
Opium pulveratum ist ein mit Milchzucker auf 10 p. c. wasserfreies Morphin eingestelltes Präparat (DA-B.)

Radix Armoraciae recens zu Sirupbereitung.
— Liquiritiae ad usum veterinarium ist eine ungeschälte Wurzel.
Semen Cucurbitae (Erg.-B.).

Neuaufgenommen wurden folgende aus Pflanzen zubereitete Erzeugnisse (Teemischungen, Harze, Frischsäfte usw.):

Agar-Agar (DA-B.).
Amylum Marantae (Erg.-B.).
— Maydis aus Zea Mays hergestelltes Stärkemehl.
Gummi arabicum desenzymatum ist ein aus Mucilago Gummi-arabic. unter vermindertem Druck bei höchstens 60° zur Trockene eingedampftes und ein zerriebenes Pulver, das mit Ausnahme der mit H_2O_2 und Benzidin bzw. Guajaktinktur ausgeführten Oxydasereaktion alle anderen Reaktionen des Gummi arabicums zeigt.
Olibanum (Erg.-B.).

Neben den vorhin schon erwähnten Species anticystiticae, Species siciliferae und Species pectorales fanden Aufnahme:
Species carminativae, der im Gegensatz zum Präparat des Erg.-B. folgende Zusammensetzung hat: Flos Chamomillae, Folium Menthae ana 30,0, Fructus Cardamom excorticatus contusus, Rhizoma Calami ana 10,0, Rhizona Valerianae 20,0.
— depurativae, ein Blutreinigungstee, der nach der folgenden Vorschrift gemischt wird: Cortex Sassafras, Flos Pruni spinosae ana 5,0, Folium Juglandis 15,0, Folium Sennae, Herba Violae tricolor. ana 20,0, Fructus Foeniculi, Radix Liquiritiae, Radix Sarsaparillae ana 10,0, Lignum Guajaci 5,0.
— Lignorum ist ein von unserm DA-B.-Präparat abweichend hergestellter Holztee aus Fructus Anis stellat 2,0, Cortex Sassafras 25,0, Lignum Guajaci 20,0, Radix Liquiritiae 28,0 und Radix Sarsaparillae 25,0.
— nervinae ist ebenfalls anders als unser DA-B.-Tee gemischt: Folium Aurantii, Fol. Menthae, Fol. Menyanthidis und Rhiz. Valerianae ana 25,0.
Stylus Maydis (Stigmata Maydis Erg.-B.).
Stipes Laminariae sind Laminariastiele wie unsere Laminaria (Erg.-B.), die aus der Blattbasis (stipes) von Laminaria hyperborea gedrechselten Stifte.
Succus Mali recens dient zur Eisenmalatfluidextraktbereitung.

Zu diesen Drogen sind die meisten fetten und ätherischen Öle nach zu rechnen, bei denen der Einfachheit halber Lebertran vorweggenommen wird. Das Kapitel Olea wird mit zusammenfassenden Artikeln Olea pinguia-fette und Olea aetherea-ätherische Öle eingeleitet.

Oleum Arachidis hydrogenatum, gehärtetes Erdnußöl, ein Präparat, das zu vielen Salben wegen seiner guten Salbenkonsistenz Verwendung findet und einen zwischen 38 und 41° liegenden Schmelzpunkt aufzuweisen hat. Mit 20 p. c. Wasser verrieben darf es seine Salbenkonstistenz nicht verlieren. Man stellt folgende officinelle Salben damit her: Unguenta narcotica, Ungt. Belladonnae, Ungt. camphoratum, Ungt. Cantharidis ad usum veterinarium, Ungt. Kalii iodati, Ungt. Plumbi iodati, Ungt. Rosmarini compos., Ungt. sulfuratum.

Oleum Hydrocarpi = Ol. Chaulmoograe, eine zu den Separanden gehörende, gelbe, weiche Masse.
— Iecoris phosphoratum, ein 0,1 p. m. Phosphor enthaltender Lebertran.
— Olivae neutralisatum sterilisatum, das zur Herstellung von Iniectabile Camphorae oleosum simpl. et fortius verwendet wird.
— Ricini pro sapone, ein wie das Ol. Ricin. für innerlichen Gebrauch kalt und ohne Extraktionsmittel gewonnenes Öl, das für Linimentum salicylatum und Lin. Styracis bestimmt ist.

Bemerkenswert ist, daß im neuen Schweizer Arzneibuch keine Trennung in fette und ätherische Öle vorgenommen wurde, sondern daß sie rein alphabethisch hintereinander aufgeführt sind. In dieser Zusammenstellung wurden die Öle jedoch gesondert behandelt.

Bei den ätherischen Ölen sind Prüfungen auf Alkoholverdünnung, Chloroformzusatz, Benzolverfälschung, Gehalt an Terpentinöl, Zusätze von Gurjun-, Kopaivabalsam- und Zedernholzöl auszuführen, ferner sind sie auf Mineralöle, Fette, sowie verharzte ätherische Öle, auf verschiedene Säureester, Glyzerinazetat, Terpinylazetat, Halogenverbindungen und Schwermetalle zu untersuchen. Neu aufgenommen wurden:

Oleum Anisi stellati, das zu Elixir pectorale, Pilula stibiatae, Pulvis dentifricius acidus, Spiritus dentifricius und Spiritus Ammonii anisatus gebraucht wird.
— Chenopodii anthelminthici (auch im DA-B. bei den Separanden aufgenommen).
— Cinnamomi ceylanici (DA-B.) zu Spiritus dentifricius und Spir. Melissae comp.
— Citronellae (DA-B.). Hier ist die Bemerkung zugefügt, wonach bei der Verordnung von Ol. Melissae das Zitronellöl abgegeben werden darf.
— Eucalypti (DA-B.) wird zu Liniment. salicylat. verwendet.
— Niaouli, ein aus der Myrtacee Malaleuca viridiflora gewonnenes Öl, das kürzlich in Pharm. Ztg. 1934 Nr. 21 unter dem Namen Ol. Gomenoli erwähnt wurde.
— Salviae (Erg.-B.), das zur Herstellung von Liniment. salicylat., Linim. salicylat. comp. und Ungt. Rosmarin. comp. benötigt wird.

Neuaufgenommene tierische Produkte:

Albumen Ovi recens wird zur Darstellung von Ferrum albuminatum verwendet.

Carbo adsorbens (entspricht der Carbo medicinalis DA-B.).
— — granulatus wird aus obigem Präparat mit Zusatz von Stärkekleister hergestellt.

Carminium (Erg.-B.).

Fel Bovis recens, die frische Galle von Bos taurus, die zu Extractum Fellis Bovis notwendig ist und dem Erg.-B.-Präparat Fel. Tauri entspricht.

Pancreatinum (Erg.-B.).

Thyreoidea siccata (DA-B,), die getrocknete Schilddrüse vom Schaf (Ovis aries), Schwein (Sus scrofa-domesticus), mit einem Thyroxingehalt von 0,08—0,10 p. c.

Folgende einfachen Mischpräparate sind aufgenommen:

Acetum profumatum, ein wohlriechender Essig, der anders zusammengesetzt ist als der Acetum aromaticum des Erg.-B. Er wird folgendermaßen hergestellt: Ol. Lavandul. 5,0, Ol. Citri 10,0, Ol. Bergamott. 15,0 werden in 865,0 Spiritus gelöst, Acid. acetic. concentr. 50,0 sowie Tinct. Benzoes 50,0 zugesetzt und umgeschüttelt und zuletzt 5,0 Balsam. peruvian. hinzugefügt. Nach achttägigem Stehenlassen unter öfterem Umschütteln wird filtriert.

Acidum boricum solutum ist eine 3prozentige Borsäurelösung.

Aqua Camphorae stellt eine etwa 1promillige Kampferlösung dar, die zu Aqua Zinco-cuprica und Collyrium luteum verwendet wird.

— fontana muß allen im schweizerischen Lebensmittelbuch an Trinkwasser gestellten Anforderungen entsprechen, andernfalls darf es zu pharmazeutischen Zwecken nicht verwendet werden.

— Zinco-cuprica ist ein durch Safrantinktur gelb gefärbtes, kampferhaltiges Zinkkupferwasser, das beim Lagern leicht die Farbe verliert und bei den Separanden aufbewahrt werden muß.

Collodium compositum ist ein flüssiges Heftpflaster.

Collyrium Argenti nitrici stellt Augentropfen für Neugeborene vor; die 2prozentige Lösung muß in alkaliarmem Glase oder solchen Ampullen mit 1,1 ccm Inhalt vor Licht geschützt bei den Separanden aufbewahrt werden. Dem Artikel ist ein allgemeiner Aufsatz über Augentropfen „Collyria" vorangestellt.

— luteum ist ein Präparat, das hinsichtlich seiner Bereitungsvorschrift von dem Augenwasser des Erg.-B. abweicht. Es wird hergestellt aus: Ammonium chloratum 1,0, Zinc. sulfuric. 1,0, Crocus 0,05 und Aq. Camphorae 98,0 durch 12stündiges Mazerieren.

Lac Calcis ad desinfectionem stellt eine zu Desinfektionszwecken dienende Kalkmilch dar, die bei Bedarf stets frisch zu bereiten ist aus 2 Teilen Calcium oxydatum und 10 Teilen Aqua fontana.

Nitroglycerinum solutum (DA-B.).

Collemplastra heißt ein Artikel, in dem das für Kautschukpflaster Wissenswerte dargetan ist.

Compressi nennt die Schweizer Pharmakopöe komprimierte Pulver und Tabletten. In einem Übersichtsartikel ist das Wesentliche über die Herstellung einschließlich der Füll-, Binde-, Gleit- und Auflockerungsmittel gesagt. Es sind Scheibchen, Täfelchen, Zylinder und andere Formen als Compressi vorgesehen und für die Zerfallbarkeit und Löslichkeit von Tabletten für den inneren Gebrauch feststehende Normen aufgestellt. Diese Vorschriften gelten nicht für solche Pastillen, die zum langsamen Zergehenlassen im Munde bestimmt sind.

Tabletten für den äußerlichen Gebrauch, die Gifte enthalten, müssen blau gefärbt sein, sie müssen in schwarzes Papier verpackt sein, das in weißer Farbe den Namen der Substanz, deren Gewicht, das Wort „Gift" und den Totenkopf trägt. Im Anschluß folgen nun 15 Sonderartikel über die Herstellung, Prüfung, Aufbewahrung, Gehaltsermittelung und Bezeichnung der offizinellen Präparate, die hier erörtert werden.

Compressi Acidi acetylosalicylici 0,5 Gehalt.

— — — compositi enthalten neben 0,5 Azetylsalizylsäure Codein. phosph. 0,02, Phenacetin. 0,5 und Amylum Tritici 0,08.

— Ammonii chlorati compos. Gewicht 0,5 g. Ammon. chlorat. 1,0, Succ. Liquirit. 0,2, Sacch. Lact. 0,1, Benzoe 0,01, Gummi arabic. und Talkum q. s.

— Codeini composit. enthalten je Stück 0,02 Kodeinphosphat. Man mischt Codein. phosph. 0,02, Natr. benzoic. 0,5, Balsam. tolutan. 0,05, Tinct. Aconit. II gtts., Sacch. Lact. 0,15, Amyl. Maydis 0,1 mit Paraffin. liquid. q. s. und preßt etwa 0,8 g wiegende Tabletten.

— Folii Menthae sind zur Teebereitung bestimmte Pfefferminzblatt-Tabletten, die aus Folium Menthae pulv. 0,5, Saccharini 0,01, Sirup. simpl. q. s. bestehen.

— Hydrargyri bichlorati enthalten 65,0—67,5 p. c. Sublimat. Die Tablettenmasse besteht aus Hydrargyrum bichloratum 666 T., Natr. chlorat. 333 T., Eriocyaninum A 0,5 T. und Methylenum coeruleum 0,5 T. Es werden Tabletten von 37,5 cg (= 0,25 g Sublimat), 75 cg (= 0,5 g Sublimat) und 1,5 g Gewicht (= 1,0 Quecksilberchlorid) geformt.

— Hydrargyri oxycyanati werden aus einer 79—81prozentigen Masse gepreßt, die aus folgenden Bestandteilen zusammengesetzt ist: Hydrargyrum oxycyanatum 1000,0, Acid. boric. 250,0, Eriocyaninum A 0,7. Die 0,5 g Quecksilberoxyzyanid enthaltende Tablette wiegt 62,5 cg, die 1,0 g Quecksilberoxyzyanid enthaltende wiegt 1,25 g.

— Iodi bestehen aus Iodum 0,5 und Kalium iodatum 0,2, die zur Extempore-Bereitung einer Jodlösung bestimmt sind.

— Ipecacuanhae opiati, deren jede 0,002 Brechwurzel und 0,001 Opium enthält, werden nach folgender Vorschrift hergestellt: Extractum Ipecacuanhae 0,002, Extract. Opii 0,001, Sacchar. Lact. 0,2 und Amyl. Mayd. 0,05. Aus dem sorgfältig gemischten Pulver werden Tabletten von 0,25 g Gewicht gepreßt.

— Kalii permanganici zu 1,0 g bestehen aus gleichen Teilen Kaliumpermanganat und Natriumchlorid ohne jeden weiteren Zusatz. Diese Tabletten sind vor Staub geschützt bei den Separanden aufzubewahren und dienen zu äußerlichem Gebrauch.

— laxantes werden aus Extr. Aloes 0,1, Extr. Rhei 0,2, Natr. bicarb. 0,1 und Amyl. Maydis 0,3 hergestellt.

— Saccharini haben durchschnittlich ein Gewicht von 7 cg, welche aus 19,7—21,0 p. c. Saccharin und etwa 80 p. c. Natriumbikarbonat zusammengesetzt sind.

Compressi Yohimbini sind Tabletten von 1 dcg Gewicht mit einem
Gehalt von 4,75—5,25 mg Yohimbinhydrochlorid.
— — ad usum veterinarium werden mit Holzkohle graugefärbt,
wiegen im Durchschnitt 25 cg und haben einen Gehalt von 9,5
bis 10 mg Yohimbinhydrochlorid.
— — fortiores sind durch Erythrosin rosarot gefärbte Tabletten,
die 98—100 mg Yohimbinhydrochlorid enthalten. Alle Yohimbintabletten sind bei den Separanden aufzubewahren.

Die Pastilli unterscheiden sich von den Compressi dadurch,
daß die Pastillenmasse mit irgendwelchen Flüssigkeiten zu einem
Teig verarbeitet wird, der ausgerollt, ausgestochen und dann getrocknet wird.

Pastilli Stibii opiati enthalten pro dosi 0,002 g Opium und 0,002 g
Stibium sulfuratum aurantiacum.

Elixiere und Emulsionen:

Elixir aromaticum, das eine Mazeration verschiedener gewürzig
riechender Drogen darstellt und unter Zusatz von Spiritus e
vino und Sirup. simpl. wohlschmeckender gemacht ist.
— Cinchonae, ein geschmacklich verbessertes Chinaelixier, das
0,1 p. c. Alkaloide enthält.

Bei den Emulsionen ist der zusammenfassende Leitartikel entsprechend ergänzt worden. Er gibt Verhältniszahlen für Samen-,
Öl- und Gummiharzemulsionen. Neue Spezialvorschriften sind angegeben bei:

Emulsio Amygdalae, der Mandelmilch, die aus süßen und bitteren
Mandeln mit Zucker (oder gewünschten Falles auch mit Saccharinzusatz) jedesmal frisch zu bereiten ist.
— Camphorae, eine 1 p. c. Kampfer enthaltende Emulsion, die
jedesmal frisch nach folgender Vorschrift angefertigt wird:
1 T. Camphora wird in 1 T. Spiritus gelöst, mit 2,5 T. Gummi
arabicum verrieben und unter beständigem Rühren 96,5 T.
Wasser allmählich zugesetzt.
— Olei Ricini ist eine Emulsion mit etwa 40 p. c. Rizinusöl. Sie
wird hergestellt, indem man eine Mischung von Calcium hydricum solutum = Kalkwasser 15,0, Mucilago Gummi arabici 10,0
und Sirup. simpl. 10,0, sowie ein Gemenge von Ol. Ricini 25,0,
Ol. Menth. gtts. III gesondert auf dem Wasserbad auf 50°
erwärmt, die beiden Flüssigkeiten dann zusammengießt und
5 Minuten lang kräftig schüttelt. Alsdann läßt man unter
Umschütteln abkühlen und rührt der erkalteten Emulsion im
Porzellanmörser 1,5 g Gummi arabicum-Pulver zu.
— Phosphori wird mit Phosphoröl, Mandelöl und enzymfreiem
arabischem Gummi mit gesüßtem, aromatisiertem Wasser bereitet und weist 0,1 p. m. Phosphorgehalt auf. Separandum.

Folgende Extrakte haben Aufnahme gefunden:

Extractum Aurantii amari fluid., das gegenüber unserem DA-B.-
Präparat einen Weinsäurezusatz erhalten hat.
— Colae ist ein bei den Separanden aufzubewahrendes Trockenextrakt, das 14,75—15,25 p. c. Theobromin und Koffeingehalt
aufweist.

Extractum Digitalis wird aus den bei trockenem Wetter gesammelten, nach der Einsammlung sofort bei 40° getrockneten und während ½ Stunde auf 55—60° erhitzten Blättern der ein- und zweijährigen Pflanze bereitet, wobei das Grundblatt der einjährigen Pflanze im Herbst, die Blätter der zweijährigen Digitalis purpurea während der Blütezeit zu sammeln sind. Von dem aus dieser Droge hergestellten Trockenextrakt entspricht 1 g etwa 3,3 g Fingerhutblatt.
— Faecis entspricht unserem DA-B.-Präparat.
— Fellis Bovis ist ein dem Fel Tauri depuratum siccum (Erg.-B.) ähnelndes Präparat.
— Ferri pomati fluidum tritt an die Stelle des eingedickten Eisenmalzextraktes der 4. Ausgabe (DA-B.).
— Filicis concentratum stellt Rohfilizin dar und dient zur jedesmal frisch anzufertigenden Lösung in Olivenöl. Diese letztgenannte Zubereitung entspräche dem Aspidinolfilicinum oleo solutum (DA-B.).
— Ipecacuanhae stellt ein Trockenextrakt mit einem Alkaloidgehalt von 1,95—2,05 p. c. dar.
— Liquiritiae fluidum (Erg.-B.) wird zu Elixir pectorale, Sirupus Liquiritiae und Mixtura solvens benötigt.
— Rhamni Frangulae (Erg.-B) dient u. a. zur Darstellung des Fluidextraktes.
— Rhamni Purshiani entspricht dem Extr. Cascar. sagrad. sicc. (Erg.-B.).
— Sarsaparillae compos. fluidum dient zu Sirup. Sarsaparillae comp.
— Scillae ist ein Trockenextrakt, das im Verhältnis 1:1 dargestellt ist.
— Senegae ist ebenfalls ein Trockenextrakt, von dem 1 Teil etwa 3 Teilen Senegawurzel entspricht.

Völlig neu sind die „Injektabilia".

Hierunter versteht das neue Schweizer Arzneibuch möglichst sterile, zu Injektionen bestimmte Arzneimittel in wäßriger, öliger, weingeistiger oder ätherischer Lösung oder Aufschwemmung.

Zu wäßrigen Injektionen darf nur sterilisiertes Wasser verwendet werden, das nach der Destillation in alkaliarmem Glase sterilisiert und, wenn nicht sogleich verwendet, steril aufbewahrt wurde. Destilliertes Wasser, das nicht steril aufbewahrt wurde, darf auch nach erfolgter Redestillation nicht zu injizierbaren Arzneimitteln verwendet werden.

Ölige Lösungen und Aufschwemmungen sind mit neutralisiertem, sterilisiertem Olivenöl, ätherische mit Narkoseäther zu bereiten.

Wenn isotonische injizierbare Lösungen verordnet werden, so muß unterschieden werden, ob mit dem Blutserum oder der Tränenflüssigkeit isotonische Lösungen in Frage kommen. Gegebenenfalls ist die im Anhang des Arzneibuchs befindliche Tabelle VII zu Rate zu ziehen. Es sind folgende Präparate hier aufzuzählen: Iniectabile Arsenici mit 5 mg arseniger Säure pro ccm.

— Camphorae aethereum und Iniectabile Camphorae oleosum, die beide einen Gehalt von 0,1 Kampfer in 1 ccm besitzen, wogegen Iniectabile Camphorae oleosum fortius die doppelte Menge pro ccm enthält.

Hierbei ist der Zusatz bemerkenswert, nach dem bei der Verordnung von

Iniectabile Camphorae oleoso-aethereum sowohl bei simplex wie bei fortius in der Vorschrift ein Teil des neutralisierten, sterilisierten Olivenöls durch gleiche Mengen Narkoseäther (20 p. c.) zu ersetzen sind.

— Digitalis ist eine mit 0,5 p. c. Phenol versetzte Digitalisextraktlösung, von der in 1 ccm die wirksamen Bestandteile von 0,1 g Folium Digitalis gelöst sind.

— Opiali besteht aus einer 2prozentigen Opiallösung bzw. aus einer 1prozentigen Lösung, die 0,01 p. c. wasserfreies Morphin pro ccm enthält. Als Venenum deklariert.

— Opii wird diejenige Injektionslösung bezeichnet, welche die wirksamen Bestandteile des Opiums in Lösung hält, und zwar in einer Konzentration, von der 1 ccm einem Gehalt von 0,01 g wasserfreiem Morphium entspricht. Daß diese beiden letztgenannten Injektionsmittel dem Verkehr mit Betäubungsmitteln unterliegen, versteht sich von selbst. Venenum.

— Secalis cornuti enthält pro ccm 0,001 g Mutterkornalkaloide und die Amine von 1 g Mutterkorn.

Pillen und Pulver.

Die offizinellen Pillen wurden um einen Artikel vermehrt: Pilulae stibiatae, lösende Pillen, von denen in jeder Pille 0,0025 Brechweinstein neben Rad. Seneg., Succ. Liquirit., und Ol. Anisi vorhanden ist.

Neben dem allgemeinen Artikel für Pulveres befindet sich eine Sonderabhandlung über Pulveres granulati.

Pulvis adspersorius ist ein aus 5 p. c. Borsäure, 10 p. c. Zinkoxyd und 85 p. c. gereinigtem Talk bestehendes Streupulver

— alcalinus setzt sich aus 2 Teilen Natrium sulfuricum siccum, 4 Teilen Natrium phosphoricum bibasicum siccum und 8 Teilen Natrium bicarbonicum zusammen.

— dentifricius acidus stellt ein auf der Basis Calcium phosphoricum bibasicum und Acid. citricum mit Pfefferminz- und Sternanis parfümiertes, saures Zahnpulver dar, während das

— — alcalinus aus Magnesium subcarbonicum 20 p. c. und Calcium carbonicum praecipitatum ad usum externum 80 p. c zusammengesetzt ist, dem 1,5 p. c. Pfefferminzöl beigefügt werden.

— Ipecacuanhae opiatus solubilis ist ein Doversches Pulver, das an Stelle des Opiums und der Brechwurzel äquivalent berechnete Mengen von entsprechenden Extrakten enthält.

Pulvis Liquiritiae compositus granulatus und
— Magnesiae compositus granulatus sind zwei Granulate aus den offizinellen Pulvern (DA-B.).
— Stramonii compositus ist ein Asthmapulver, das aus 2 Teilen Folium Belladonnae, 4 Teilen Folium Stramonii, 2 Teilen Herba Lobeliae, 2 Teilen Kalium nitricum und 5 Teilen Aqua bereitet wird.

Zuckerplätzchen:

Hinter einem einleitenden Artikel Rotulae, der größere, 0,5 g schwere, und kleinere, 0,2 g schwere, plankonvexe Zuckerplätzchen zur Aromatisierung zuläßt, fand eine allgemein gefaßte Vorschrift zur Herstellung aromatisierter Zuckerplätzchen Aufnahme.

Rotulae aromaticae (den Rot. Menth. pip. Erg.-B. entsprechend):
Ol. aethereum 5 T. werden in Spiritus absolut. oder Spiritus aethereus 10 T. gelöst und die Zuckerplätzchen damit durchtränkt.

Künstliche Mineralwassersalze:

Auch die Darstellung künstlicher Mineralsalze hat man in dem neuen Arzneibuch vorgesehen. Dabei fand auch eine Anleitung zur Darstellung künstlicher Mineralwässer Aufnahme, nach der die Lösung der Salze jeweils mit Kohlensäure zu sättigen ist.

Sal Carolinum facticium weicht vom Präparat des DA-B. ab, indem es sich aus Natr. sulfuric. sicc. 420 T., Natr. bicarbonic. 363 T., Natr. chlorat. 182 T., Kal. sulfuric. 33 T. und Lithium carbonic. 2 T. zusammensetzt. Es sei hier noch bemerkt, daß in der 4. Auflage Pharm. Helvet. ebenfalls eine andere Vorschrift für die Herstellung des Karlsbader Salzes angegeben war. Für künstliches Wasser löst man 6 g der Mischung in 1 l Wasser.

— — — ad usum veterinarium enthält kein Lithiumkarbonat und an Stelle der reinen Trockensalze sind die im Arzneibuch als ad usum veterinarium bezeichneten Salze in mengenmäßig kaum unterschiedenen Gewichtsteilen zu verwenden.

— Ems facticium aus der Hälfte der im Erg.-B. vorgeschriebenen Bestandteile herzustellen nach der Vorschrift: Natrium bicarbon. 690 T., Natr. chlorat. 280 T., Natr. sulfuric. sicc. 15 T., Kal. sulfuric. 15 T. Man löst 2,5 g auf 1 l Wasser zur Darstellung künstlichen Emser Wassers.

— Vichy facticium. Das Erg.-B.-Präparat benötigt 8 verschiedene Salze, während das Schweizer Arzneibuch deren 5 für ausreichend hält. Natr. bicarbon. 800 T., Natr. chlorat. 80 T., Natr. sulfuric. sicc. 50 T., Natr. phosphor. bibasic. sicc. 20 T., Kal. bicarbon. 50 T. Zu künstlichem Vichywasser nimmt man 5 g Salz auf 1 l Wasser.

Leime:

Von Zinkleimen kennt das neue Arzneibuch ein festeres und ein weicheres Präparat.

Gelatina Zinci dura stellt eine kompakte elastische Masse dar, die mit einem konservierenden Zusatz von Methylium paraoxybenzoicum haltbar gemacht ist. Dieser harte Zinkleim enthält doppelt so viel Gelatine als die frühere, jetzt als „mitis" bezeichnete Vorschrift. In beiden Präparaten ist weniger Glyzerin enthalten als in dem DA-B.-Präparat.

Linimente:
Auch 2 verschiedene Linimente haben Aufnahme gefunden.
Linimentum Gaultheriae compositum setzt sich aus Methylium salicylicum 5,0 und Liniment. Terebinthin. compos. 95,0 zusammen und ist vor Gebrauch gut durchzuschütteln.
— salicylatum ist eine 2 p. c. Salizylsäure enthaltende, nicht unangenehm riechende Rheumatismuseinreibung.
Nitroglycerinum solutum (DA-B.).

Pasten:
Für die neu aufgenommenen Pasten — die letzte Ausgabe führte nur Pasta Zinci auf — erhielt das nunmehr erstandene Kapitel einen Leitartikel, worin zum Ausdruck gebracht wird, daß die zur Herstellung der Pasten verwendeten Pulver für sich gemischt und gesiebt werden müssen, worauf erst die Grundmasse zugesetzt wird. Wird eine Schmelzung letzterer notwendig, so ist sie auf dem Wasserbad vorzunehmen und die Mischung hat durch Knet- und Walzmaschinen oder in einer Porzellanreibschale zu erfolgen.
Pasta dentifricia ist eine in Zinntuben abzufüllende antiseptische Zahnpaste, die folgendermaßen hergestellt werden soll: Saccharin 0,05 T. und Thymol 0,1 T. werden in 1 T. Ol. Menth. gelöst und mit einer Mischung von 52 T. Calc. carbon. praec. ad us. extern. und 4 T. Sap. ricinolic. gut verrieben. Sodann mischt man 30 T. Glyzerin, 7 T. Muc. Gummi arabic. und 6 T. Aqua, womit man die Durchknetung des gesiebten Pulvers zu einer Paste, die in Zinntuben abgefüllt wird, vornimmt.
— Zinci salicylata (DA-B.). Hier ist die Vorschrift zur Herstellung der Lassarschen Salizylzinkpaste mit Vaselinum album angegeben, die, wie auch Pasta Zinci, mit weißem Vaselin anzufertigen ist.
— — sulfurata ist eine 10 p. c. Schwefel enthaltende Zinkpaste, die jedoch mit gelbem Vaselin zu bereiten ist. Sulfur praecipit. 10 T., Zinc. oxydat. crud. 20 T., Amyl. Tritic. 20 T., Vaselin. flav. 50 T.

Seifen:
Den Abschnitt „Seifen" leitet ein Artikel ein, der mit knappen Worten zum Ausdruck bringt, was man unter Seifen versteht, daß Zusätze zur Seifenbasis möglich sind, und daß die Seifen „vor Licht geschützt" aufzubewahren sind. Der Abschnitt weist 6 Vorschriften für Spezialseifen auf.
Sapo formaldehydatus ist ein Liq. Formaldehydi saponatus, (vergl. Erg.-B.) mit einem Gehalt von 4,0—4,3 p. c. Formaldehyd. Zur Darstellung werden 40 T. Ätzkali in 160 T. Wasser gelöst und 50 T. Weingeist zugesetzt. Diese Mischung wird mit 200 T. Ol. Ricin. pro sapone im Wasserbad am Rückflußkühler erhitzt, bis die Verseifung eingetreten ist und einige Tropfen

in Wasser sich klar lösen. Nach dem Erkalten werden unter Umrühren 115 T. Formaldehydlösung und soviel Wasser zugefügt, bis das Gewicht 1000 T. ausmacht. Die Parfümierung geschieht mit 4 T. Lavendelöl. Das Präparat ist bei den Separanden aufzubewahren.

Sapo ricinolicus stellt ein Gemisch der Natriumsalze der im Rizinusöl enthaltenen Fettsäuren dar. In einer Schale werden 10 T. Ol. Ric. pr. sap. auf dem Wasserbad mit 9,1 T. konzentrierter Kalilauge so lange unter gutem Rühren erhitzt, bis einige Tropfen davon mit Wasser eine klare Lösung ergeben. Die so hergestellte Seife wird in 20 T. Wasser gelöst, mit konzentrierter Salzsäure unter gutem Umrühren versetzt bis zum Eintreten einer Bläuung von Kongopapier, wozu etwa 7,2 T. Salzsäure erforderlich sind, und das sich oben abhebende Fettsäuregemisch mit 16 T. heißem Wasser gut durchgerührt. Nachdem die Schichten sich getrennt haben, wird das Wasser sorgfältig entfernt und die Auswaschprozedur noch dreimal wiederholt. Dann werden die Fettsäuren in 4 T. Weingeist gelöst, die Lösung filtriert und unter Erwärmen auf dem Wasserbad mit soviel konzentrierter Natronlauge versetzt, bis die Mischung Phenolphthaleinpapier gerade schwach rötet, wozu etwa 3,2 T. benötigt werden. Die so erhaltene Seifenlösung läßt man in dünner Schicht auf flachen Porzellanschalen bei einer 30° nicht übersteigenden Temperatur abdunsten und zerkleinert die Seife nach ihrem Antrocknen, worauf man sie nach dem völligen Trocknen fein pulvert. Das Präparat dient zur Herstellung der Past. dentifricia.

Suppositoria:

Suppositoria antihaemorrhoidalia. Die Zusammensetzung ist (abweichend von der Vorschrift für Supp. haemorrhoidalia des Erg.-B.) folgende: Ephedrinum hydrochloric. 0,6 T., Menthol 1 T., Aethylium paraminobenzoic. 2 T., Zinc. oxydat. 5 T., Bismut. subgallic. 8 T., Balsam. peruvian. 2 T., Extr. Hamamel. fluid. 3 T., Ad. Lanae 4 T., Ol. Cacao 35 T. Einzelgewicht des gegossenen Zäpfchens 2 g.

— Glycerini sind ebenfalls anders herzustellen als die Zäpfchen des Erg.-B., mit einem Glyzeringehalt von etwa 50 p. c. Auf dem Wasserbade werden 50 T. Ol. Cacao, 50 T. Glycerin. concentr. und 1,25 T. Ad. Lanae geschmolzen. Die Masse wird dann in geeignete, eisgekühlte Formen von 3 g Fassungsvermögen gegossen, die vorher mit einer Mischung gleicher Teile Weingeist und Hebras Seifenspiritus befeuchtet wurden.

Unguenta:

Das Kapitel Unguenta beginnt mit einem einleitenden Artikel. Nach der Definition sind Salben für den äußerlichen Gebrauch bestimmte Arzneizubereitungen von weicher, butterähnlicher Konsistenz. Außer mit den im DA-B. und Erg.-B. erwähnten Grundlagen werden auch höhere Fettalkohole oder ähnliche Stoffe als Salbengrundlagen verwendet. Bei der allgemeinen Darstellungsweise ist zu bemerken, daß allgemein darauf hingewiesen ist, eine Schmelzung möglichst auf dem Wasserbade vorzunehmen. Die Mischung muß in einer Porzellanreibschale oder auf einer Porzellan- (bzw. Glas-) Platte mit biegsamem Spatel oder durch Knet- und Walzenmaschinen geschehen. Die Vorschriften lassen einen gewissen Spielraum, indem es zulässig ist, während der heißen Jahreszeit bis 10 p. c. der jeweiligen Grundmasse zu ersetzen: bei Schweinefettsalben durch Wollfett und bei Vaselinsalben durch Zeresin oder Wachs. Nach der Allgemeinvorschrift für Unguenta narcotica löst man 10 T. narkotisches Extrakt in einer Mischung aus 1 T. Weingeist, 3 T. Glyzerin und 6 T. Wasser, worauf man der Lösung 80 T. gehärtetes Erdnußöl beimischt. Es fällt auf, daß hier kein Vermerk hinsichtlich der Aufbewahrung und Signatur gegeben ist, obgleich so viele Salben, die bei uns schwarz auf weiß bezeichnet sind, im Schweizer Arzneibuch zu den Separanden gerechnet werden.

a. Folgende neuen Salbengrundlagen fanden Verwendung:

1. Ungemischte Salbengrundlagen
   Oleum Arachidis hydrogenatum

— Belladonnae (Erg.-B.) enthält 0,05 p. c. Alkaloide; die Vorschrift zur Herstellung lautet: Extr. Bellad. 10 T., Aq. 10 T., Ol. Arachid. hydrogenat. 80 T. — Separandum.

Unguentum camphoratum (anders bereitet als die gleichnamige Bezeichnung des Erg.-B.) ist eine 10prozentige Lösung von Kampfer in geschmolzenem gehärtetem Erdnußöl, die bis zum Erkalten gerührt wird.

— Hydrargyri biiodati wird aus 1 T. Hydrargyrum biiodatum und 9 T. gehärtetem Erdnußöl hergestellt. Separandum.

— Kalii iodati enthält 9,95 bis 10 p. c. Jodkali., Zur Darstellung werden 10 T. Kal. iodat. mit 0,2 T. Natr. hyposulfuros. in 30 T. Wasser gelöst und den durch schwaches Erwärmen erweichten 60 T. Ol. Arachid. hydrogenat. beigemischt. Separandum.

— Plumbi iodati ist eine Salbe, in der gehärtetes Erdnußöl mit Bleijodid fein vermengt sind. Der Gehalt beträgt 10 p. c. Bleijodid. Separandum.

— sulfuratum entsteht durch Verreiben von 30 T. gefälltem Schwefel und 70 T. Ol. Arachid. hydrogenat.

Unguentum cetylicum*)

Unguentum Argenti colloidalis (DA-B.) ist eine mindestens 10,5 p. c. Silber (entsprechend 15 p. c. kolloidem Silber) enthaltende Salbe, die sich aus Argentum colloidale 15 T., Aq. 15 T. und Unguentum cetylicum 70 T. zusammensetzt.

— cetylicum besteht aus Alcohol cetylicus 4 T., Adeps Lanae 10 T., Vaselin. alb. 86 T. und dient zu folgenden Salben: Ungt. Arg. colloid., — cetylicum c. aq., — Hydrarg. alb., — — oxydat. flav., — Plumb. subacetic., — tannici und — refrigerans.

— cetylicum cum aqua ist eine 40 p. c. Wasser enthaltende Zetylsalbe.

---
*) Als Salbengrundlage im Arzneibuch aufgenommen.

Unguentum Plumbi subacetici erhält man durch Vermengen einer Mischung aus 10 T. Bleiessig und 10 T. Wasser mit 70 T. Zetylsalbe. Separandum.

— — tannici (DA-B.) wird nach dem Schweizer Arzneibuch mit Acid. tannic. 5 T., Plumb. subacetic. solut. 10 T. und Ungt. cetylic. 85 T. bereitet.

2. Gemischte Salbengrundlagen

Unguentum Hydrargyri album wird (wie das DA-B.-Präparat) mit selbst bereitetem Präzipitat aus Quecksilberchlorid und Ammoniaklösung hergestellt, indem das gut ausgewaschene, wasserhaltige Quecksilberpräzipitat 35 T. mit 40 T. Zetylsalbe zerrieben und schließlich 25 T. weißes Vaselin hinzugefügt wird. Die Salbe hat 10 p. c. Präzipitatgehalt. Aufbewahrung bei den Separanden.

— — oxydati flavi wird ebenfalls (wie im DA-B. vorgeschrieben) mit frisch hergestelltem gelbem Quecksilberoxyd, das aus Sublimat mit Natronlauge entsteht, bereitet. Der ausgewaschene Niederschlag von Quecksilberoxyd (5 T.) wird in entsprechender Aufschwemmung (15 T. Wasser) mit (20 T.) Zetylsalbe und (60 T.) gelbem Vaselin innig gemischt. Hinsichtlich der Aufbewahrung schreibt das Schweizer Arzneibuch vor, daß die Salbe sofort in 10 ccm fassende, mit Glasstopfen versehene alkaliarme Gläser, die mit schwarzem Papier umhüllt werden müssen, oder in schwarze Töpfchen gleichen Inhalts mit Porzellanverschluß bzw. in mit Äther ausgewaschene Zinntuben abzufüllen ist. Separandum.

Unguentum Cantharidis ad usum veterinarium (vergl. DA-B.) wird aus 20 T. Cantharis, 10 T. Euphorbium, 10 T. Cera flav., 20 T. Ol. Olivae, 20 T. Ol. Arachid. hydrogenat., 20 T. Terebinthina laricina bereitet. Separandum.

— refrigerans (an Stelle von Ungt. leniens DA-B.). Der „Cold Cream des Schweizer Arzneibuchs" wird hergestellt, indem man 50 g Zetylsalbe durch Erwärmen erweicht, mit 4 g Olivenöl mischt, der noch warmen Mischung 46 g schwach erwärmtes Rosenwasser beimischt und das Ganze kalt rührt. Zum Schluß sind 2 Tropfen Rosenöl zuzusetzen.

— Rosmarini compositus (vergl. DA-B.) setzt sich wie folgt zusammen: Ol. Rosmarini, Ol. Menthae, Ol. Salviae ana 1,5 T., Ol. Juniperi 4,5 T., Cera flav. 24 T., Ol. Arachid. hydrogenat. 69 T.

b. Folgende alten Salbengrundlagen fanden Verwendung:

Adeps suillus

Unguentum Tartari stibiati ist eine Brechweinsteinsalbe, die durch Verreibung von 2 T. Stibio-Kalium tartaricum und 8 T. Adeps suillus entsteht. Sie ist bei Bedarf frisch zu bereiten und gehört zu den Separanden.

Vaseline

Unguentum boricum (= Ungt. Acid. boric. DA-B.).

Unguentum Plumbi Hebrae (vergl. Ungt. diachylon DA-B.). Zur Darstellung benötigt man Emplastrum Plumbi 47,5, Vaselinum flavum 47,5, Aqua fervida 5,0, Oleum Lavandulae gtts. V.
— Zinci ist nicht mit Benzoeschmalz (DA-B.) hergestellt, sondern eine 10 p. c. Zinkoxyd enthaltende Salbe, die mit weißem Vaselin hergestellt ist.

Amylum Tritici
Unguentum Glycerini (DA-B.). Die Darstellung erfolgt ohne Verwendung von Weingeist und Traganth nach der Vorschrift: Amylum Tritici 10 T., Aqua 15 T., Glycerinum 90 T.. „Die Glyzerinsalbe ist in gut verschlossenem Gefäße an kühlem Orte aufzubewahren und ist steril aufbewahrt haltbar."

Adeps Lanae und Adeps suillus
Unguentum salicylatum bereitet man aus Acid. salicyl. 10 T., Ol. Tereb. 10 T., Ad. Lanae 10 T. und 70 T. Ad. suillus. Diese Salbe wäre event. als Ersatz für Vasel. salicylat. Erg.-B. anzusehen.

Adeps Lanae und Vaseline
Unguentum Hydrargyri cinereum (vergl. DA-B.-Präparat) ist zusammengesetzt aus: Hydrargyrum 30 T., Adeps Lanae 20 T., Vaselin. flav. 40 T., Aqua 10 T. und Tinct. Benzoes aether. q. s. Hinsichtlich der Herstellung schreibt das Arzneibuch vor, daß das Quecksilber mit 6 T. Wollfett unter Zusatz von „genügend ätherischer Benzoetinktur" verrieben wird, bis im Ausstrich keine den Durchmesser von 20 μ übersteigende Quecksilberkügelchen unter dem Mikroskop zu finden sind. Alsdann fügt man eine Schmelze aus dem restlichen Wollfett und Vaseline mit beigemengtem Wasser zu. Separandum.
— sulfuratum compositum (hat eine andere Zusammensetzung als das Präparat des Erg.-B., nämlich): Sulfur praecipit. 10 T., Zinc. sulfuric. 10 T., Sapo kalin. 15 T., Adeps Lanae 10 T., Aqua 5 T., Vaselin. flavum 50 T.

Olivenöl und Wachs
Unguentum cantharidatum (keine Ungt. Cantharidum Erg.-B.!): 0,4 Cantharidinum werden in 60 T. erwärmtem Olivenöl gelöst und 40 T. gelbes Wachs zugegeben. Wenn alles geschmolzen ist, wird bis zum Erkalten gerührt. Separandum.
— cereum besteht aus Cera alb. 30 T., Ol. Olivae 70 T., Tinct. Benzoes aether. 10 T. (Das DA-B.-Präparat enthält gelbes Wachs und Erdnußöl.)
— resinosum wird aus 9 T. Kolophonium, 9 T. Terebinthina laricina, 17 T. Cera flava und 65 T. Ol. Olivae bereitet.
— Styracis wird nach folgender Vorschrift hergestellt: Styrax depuratus 30 T., Ol. Olivae 25 T., Cera flav. 15 T., Kolophonium 5 T., Elemi 5 T., Ol. camphoratum ad usum externum 20 T.

Sirupi und Succi:
Eine größere Zahl Sirupe fand in der 5. Ausgabe Aufnahme. Bemerkenswert erscheint, daß in dem allgemeinen Abschnitt eine

neue Definition gegeben wird, wonach Sirupe durch Auflösen von Zucker in Wasser, Pflanzensäften oder Pflanzenauszügen und durch Mischung von Extrakten mit Zuckersirup entstehen. Zur Klärung der Sirupe dient das Kolieren durch Flanell, die Filtration oder ausnahmsweise auch längeres Schütteln mit gewaschener Filtrierpapiermasse mit nachfolgender Filtration. Das Arzneibuch läßt im allgemeinen auf Saccharin und Salizylsäure prüfen. Der einfache Zuckersirup wird aus 640 T. Saccharum mit 360 T. Wasser hergestellt.

Sirupus Armoraciae compositus ist ein zusammengesetzter Meerrettigsirup, der aus frischer Brunnenkresse und frischer, fein zerhackter Meerrettigwurzel bereitet wird. Man läßt 100 T. Herb. Nasturtii recens, 250 T. Radix Armoraciae recens und 50 T. Wasser zwei Stunden lang in gut zugedecktem Gefäße stehen, preßt scharf ab, durchmischt den Preßrückstand mit 100 T. Weingeist gleichmäßig und preßt wieder ab. Der Preßrückstand wird nun mit weiterem Wasser ausgezogen, bis das Gewicht des Auszuges 375 T. beträgt, worauf man 600 T. Zucker bei 25—30° in der Preßflüssigkeit löst und filtriert. Alsdann setzt man dem Filtrat eine Lösung von 1 T. Enziantrockenextrakt in 25 T. Pomeranzenfluidextrakt zu.

Aus 85 T. dieses Meerrettigsaftes erhält man mit 15 T. Solut. Jodi spirituos. den

— Armoraciae iodatus; man mischt die beiden Flüssigkeiten und erwärmt sie nach 24stündigem Stehen solange (etwa ½ Stunde) unter häufigem Umschütteln auf 35—40°, bis Stärkelösung mit einer Probe davon nicht mehr gebläut oder grün gefärbt wird.
— Aurantii flavedinis (DA-B.) wird durch Mischung von 5 T. Extract. Aurantii amari fluidum, mit 10 T. Tinctura Aurantii dulcis und 85 T. Sirupus simplex dargestellt.
— Caricae compositus ist nach einer 8 p. c. Manna enthaltenden Vorschrift (ganz ähnlich dem Präparat des Erg.-B.) bereitet aus Carica 120 g, Fruct. Sennae 60 g, Manna 80 g, Spirit. 60 g, Sacchar. 400 g, Ol. Menthae, Ol. Caryophyll. ana gtt. I, Aqua q. s., ut fiat sirup. 1000 g.
— Creosoti compositus ist ein zusammengesetzter Kreosotsirup, der je 0,2 p. c. Kreosot- und Kodeinphosphat enthält. Zu seiner Darstellung werden 20 T. Calcium lacticum in 944 T. auf etwa 60° erwärmtem Sirup. simpl. durch häufiges Umschütteln gelöst. Dieser Lösung wird eine solche von 2 T Codein. phosphoric. in 10 T. Aqua und nach Erkalten eine Mischung von 2 T. Creosotum, 10 T. Tinctur. Aconiti und 10 T. Tinctur. Citri zugefügt. Nach 24stündigem Stehenlassen an einem kühlen Orte wird filtriert und 2 T. Acid. phosphoric. dilut. hinzugemischt. Der Sirup ist bei den Separanden aufzubewahren.
— Ferri iodati dilutus wird bereitet, indem man 10 T. Sirupus Ferri iodati concentratus mit 10 T. Sirupus simplex mischt. Wenn Sirup. Ferri iodati verschrieben ist, so muß der soeben beschriebene Sirup. Ferr. iodati dilutus abgegeben werden, der zu den Separanden gehört. Es muß hier bemerkt werden, daß

der Sirup. Ferri iodati concentratus nach einer dem DA-B.-Präparat ähnlichen Vorschrift herzustellen ist. 12 T. Ferr. pulverat. werden in einem Glaskolben mit 100 T. Aqua übergossen, 41 T. Jodum unter Unschwenken nötigenfalls unter Kühlung zugegeben, die Lösung filtriert und Rückstand sowie Filter mit soviel Wasser nachgewaschen, daß das Gesamtgewicht 150 T. beträgt. Hiermit werden 850 T. Zuckersirup, in dem 0,5 T. Acid. citric. gelöst sind, gemischt. Der so erhaltene Sirup. Ferri iodati concentratus gehört zu den Separanden.

Sirupus iodotannicus besteht aus folgenden Teilen: Jodum 1 T., Kalium iodatum 1 T., Aqua 10 T., Glycerinum 50 T., Acid. tannicum 2,5 T., Sirupus Ratanhiae 250 T. und Sirup. simpl. 685,5 T. Separandum.

— Ipecacuanhae compositus gehört ebenso wie der einfache Brechwurzelsirup zu den Separanden. Während letzterer aus einer Mischung von Sirup. simpl. 9 T. mit Tinct. Ipecac. 1 T. (wie das DA-B.-Präparat) zusammengesetzt ist, wird der zusammengesetzte Brustsirup mit Brechwurzeltrockenextrakt nach folgender Vorschrift hergestellt: Extract. Ipecacuanh. 3 T., Folium Sennae 10 T., Herba Serpylli 3 T., Flos. Rhoeados 12,5 T., Acid. tartaric. 0,3 T., Magnes. sulfuric. 10 T., Spiritus dilut. 10 T., Aqua Aurantii floris 75 T., Sirup. simpl. 900 T. Aqua q. s., ad 1000 T.

— Kalii guaiacolsulfonici ist aus folgenden Bestandteilen darzustellen: Kalium guaiacolsulfonic. 6 T., Extract. Aurant. amar. fluid. 5 T., Tinct. Aurant. dulcis 9 T., Sirup. simpl. 80 T. Separandum.

— Opii concentratus hat einen Gehalt von 0,05 p. c. wasserfreiem Morphin und ist im Gegensatz zum Erg.-B. ohne Spiritus aus Extract. Opii 2,5 T., Aqua 5 T. und Sirupus simplex 992,5 T. zu bereiten. Er dient zur Herstellung des

— Opii dilutus, der einen Gehalt von 0,01 p. c. wasserfreiem Morphium hat, und den man durch Mischung von 20 T. Sirupus Opii concentratus mit 80 T. Sirupus simplex erhält. Separandum. — Wenn Sirup. Opii ohne nähere Bezeichnung verschrieben ist, so muß Sirupus Opii concentratus abgegeben werden.

— Plantaginis. Die Vorschrift zum Spitzwegerichsirup lautet: Folium Plantaginis 100 T., Aq. q. s., Spiritus q. s., Glycerinum 20 T., Sirup. simpl. 900 T. (Gesamtgewicht 1000 T.)

— Scillae ersetzt den Oxymel Scillae, das Präparat des Erg.-B., wird aber an Stelle des dort verwendeten Meerzwiebelessigs mit Meerzwiebeltrockenextrakt nach folgender Vorschrift hergestellt: Extractum Scillae 5 T., Spiritus dilutus 10 T. und Spiritus simplex 85 T. Der Meerzwiebelsirup wird bei den Separanden aufbewahrt.

— Thymi compositus ist anderer Zusammensetzung als der DA-B.-Thymian-Hustensaft. Man löst Natrium bromatum 30 T. in 30 T. Aqua und fügt diese Lösung zu einer Mischung aus 0,1 T. Thymol, 40 T. Weingeist, 150 T. Thymianfluidextrakt und 750 T. Zuckersirup.

Succus Mali recens ist der frisch ausgepreßte Saft reifer, nicht gelagerter saurer Äpfel, der sofort zur Bereitung von Eisenmalatextrakt Verwendung findet.

Solutiones:
Unter der Bezeichnung „Solutio" sind noch Lösungen im Schweizer Arzneibuch neu aufgenommen worden., von denen die Solutio Adrenalini hydrochlorici nach folgender Vorschrift bereitet werden soll. 8 g Natriumchlorid werden in 400 ccm sterilem, frisch ausgekochtem und wieder erkaltetem Wasser gelöst. Andererseits wird 1 g Adrenalin in einer Mischung von 0,5 g Natriummetabisulfit und 400 ccm sterilem, ausgekochtem und wieder erkaltetem Wasser mit 10 ccm n-Salzsäure gelöst. Beide Lösungen werden vereinigt, 1 g Trichlorisobutylalkohol zugefügt und das Volumen mit sterilem Wasser auf 1000 ccm ergänzt. Evtl. ist die Adrenalinlösung zu filtrieren. Separarandum.

— Glycosi isotonica ist eine isotonische wäßrige Lösung von 50 g Traubenzucker in 1000 ccm sterilem Wasser. Es ist darauf zu achten, daß die Sterilisation von Ampullen und Lösungen in alkaliarmen Gefäßen vorgenommen wird, da andernfalls leicht eine Karamelisierung eintreten kann.

Solutio Jodi spirituosa ist eine unserer Tinctura Jodi (DA-B.) annähernd entsprechende weingeistige Lösung von Jod und Jodkali. Zur Darstellung löst man 65 T. Jod unter Zusatz von 25 T. gepulvertem Kaliumjodid in einer Mischung von 846 T. Weingeist und 64 T. Wasser.

— Natrii hypochlorosi chirurgicalis ist eine mit Natriumbikarbonat wenig alkalisch gemachte, gepufferte, wäßrige Lösung von Natriumhypochlorit mit einem Gehalt von 0,45 bis 0,5 g aktivem Chlor in 100 ccm. Je nach dem Gehalt des Chlorkalkes an aktivem Chlor benötigt man zur Herstellung der Dakinschen Lösung wechselnde Äquivalente von Calcaria chlorata, Natrium carbonicum, Natrium bicarbonicum und Aqua, die man auf einer Tabelle ablesen kann. Die Lösung ist in möglichst gefüllten, mit ganz paraffiniertem Kork oder ausgekochtem Kautschukstopfen verschlossenen Flaschen aufzubewahren (keine Glasstopfen, wegen eventuell infolge Chloratbildung beim Erwärmen eintretender Explosionsgefahr).

— physiologica Ringeri wird durch Lösung folgender Bestandteile erhalten: Natrium chloratum 8 g, Calcium chloratum cristallisat. 0,2 g, Kalium chloratum 0,1 g, Natrium bicarbonic. 0,1 g, Aqua ad 1000 ccm. Die Salze werden in sterilem Wasser gelöst und die Lösung bis zum völligen Fehlen aller Schwebeteilchen filtriert. Ebenso ist auch die Solutio Natrii chlorati isotonica (Sol. Natr. chlorati physiologica DA-B.), die 9 g Natrium chloratum in 1000 ccm Wasser gelöst enthält, zu behandeln, bevor sie in alkaliarme Glasstopfenflaschen oder Ampullen gefüllt wird.

Spiritus-Präparate, Tinkturen, Weine:
Bevor auf die einzelnen Artikel näher eingegangen wird, soll vorausgeschickt werden, daß der bei diesen Zubereitungen zugrunde

gelegte Spiritus einen anderen Alkoholgehalt hat, als der der 4. Ausgabe des Schweizer Arzneibuchs und sich insofern auch vom DA-B.-Spiritus unterscheidet. An Stelle des 90 volumenprozentigen Weingeistes wird in der Editio V in Anpassung an den bisher eingeführten Monopolsprit der 95 volumprozentige Spiritus erstmalig neu vorgeschrieben. Hinsichtlich der Aufbewahrung wird betont, daß Spiritus in Flaschen mit Glasstopfen oder Kork mit untergelegtem Stanniol bzw. in verzinnten Eisenfässern zu halten ist. Der absolute Alkohol = Spiritus absolutus entspricht dem DA-B.-Präparat; es wird in dem Artikel bei der Handhabung wegen der leichten Entzündbarkeit der Dämpfe und wegen der Bildung von Explosionsgemischen zur Vorsicht ermahnt. Spiritus dilutus hat gegenüber dem DA-B.-Präparat 69,8—70,3 Volumenprozente und entsteht durch Mischen von 27 T. Spiritus und 13 T. Aqua. An neu aufgenommenen Präparaten sind zu erwähnen:

Spiritus aromaticus. Die hier gegebene Vorschrift ist eine Anleitung zur Darstellung von Kölnisch Wasser und lautet: Ol. Bergamottae 10 T., Ol. Citri 10 T., Ol. Aurant. flor. 2 T., Ol. Lavandul. 2 T., Ol. Rosmarin. 2 T., Spiritus 900 T., Aq. Aurant. flor. 74 T.

— dentifricius entspricht bezügl. der Zusammensetzung nicht der Essentia dentifricia des Erg.-B., sondern ist ein durch Mischung zubereitetes Mundwasser, zu dem folgende Vorschrift gegeben ist. Ol. Anis. stellat., Ol. Caryophyll., Menthol. ana 2 T., Ol. Cinnam. ceylan., Saccharin. ana 1 T., Ol. Menth. 8 T., Tinct. Guajac. lign. 7 T., Tinct. Cinnam. 10 T., Tinct. Benzoes 12 T., Tinct. Vanill. 20 T., Spiritus 935 T.

Spiritus formaldehydatus ist ein 4,37—4,56 p. c. Formaldehyd enthaltender verdünnter Weingeist. Zur Darstellung werden 12,5 T. Formaldehydum solutum mit 87,5 T. Spiritus dilutus vermischt — Separandum —.

— purificatus. Dieser Extrafeinsprit hat dieselben Alkoholvolumprozente wie das Stammpräparat Spiritus und dient eigentlich nur mehr für die Herstellung von Reagenzien. In diesem Extrafeinspiritus ist der für das Stammpräparat Spiritus noch zulässige Gehalt an Aldehyd und Säure abermals herabgesetzt worden. Auch sind hierfür zwei verfeinerte Prüfungen neu hinzugekommen.

— Saponis Hebrae (Erg.-B.) wird durch Auflösung von 33 T. Sapo kalinus in einer Mischung von 33 T. Spirit. Lavandul. und 34 T. Spiritus bereitet.

Tincturae:

In der 5. Ausgabe wurden wieder eine ganze Reihe Tinkturen neu aufgenommen und für schon früher offizinelle z. T. auch andere Herstellungsvorschriften gegeben. In dem neuen Arzneibuch wird unterschieden zwischen Tinkturen, die durch Mazeration, Perkolation und durch Lösen von Extrakten mit vorgeschriebenen Lösungsmitteln bereitet werden. Hiervon trennt man die erstgenannten ihrerseits wiederum in solche, die aus Drogen oder solche, die aus frischen Arzneipflanzen bzw. Teilen derselben anzufertigen sind. Hinsichtlich des Aussehens ist zu bemerken, daß die Tinkturen des Arzneibuches klar abgegeben werden müssen.

Zuerst sollen die neu aufgenommenen Tinkturen angeführt werden; im Anschluß soll auf solche Tinkturen eingegangen werden, die bereits in der Editio IV aufgeführt waren, deren Herstellung aber jetzt aus frischen Arzneipflanzen erfolgt.

Neu aufgenommene Tinkturen:
Tinctura Aurantii amari ist eine Pomeranzentinktur (vergl. Tinct. Aurantii DA-B.), die jedoch durch Lösung von 20 T. Extr. Aurant. amar. fluid. in einem Gemisch von je 40 T. Spiritus und Aqua dargestellt wird.

— Aurantii dulcis wird aus 100 T. frischer, feingeschnittener Orangenschale hergestellt, indem diese 24 Stunden lang mit einem Gemisch aus je 100 T. Spiritus und Wasser nach dem Mazerationsverfahren extrahiert wird. Alsdann preßt man ab und filtriert nach achttägigem Stehen.

— Benzoes composita hat eine andere Zusammensetzung als das gleichnamige Produkt des Erg.-B. Man erhält die Tinktur aus 100 T. Benzoe, 20 T. Aloe, 40 T. Balsam. peruvian., 20 T. Myrrha, 20 T. Olibanum und Spiritus 800 T., womit acht Tage mazeriert wird. Nach dem Abfiltrieren wird der Filterrückstand mit soviel Spiritus nachgewaschen, daß das Gewicht der fertigen Tinktur 1000 T. beträgt.

Tinctura Cannabis (Erg.-B.) ist eine im Verhältnis 1 : 10 mit verdünntem Spiritus nach dem Perkolationsverfahren bereitete Hanftinktur — Separandum —.

— Cardui benedicti stellt eine mit frischem Kardobenediktenkraut hergestellte Tinktur vor, die man folgendermaßen bereitet: 1000 T. frisches, zur Blütezeit gesammeltes Kraut wird fein zerkleinert, und sofort scharf abgepreßt. Die Preßflüssigkeit wird auf Eis gestellt. Der Rückstand wird mit 200 T. Spiritus durchfeuchtet, 24 Stunden beiseite gestellt und ebenfalls ausgepreßt. Mit Wasser wird noch wiederholt der Preßrückstand in derselben Weise extrahiert, bis die vereinigten Auszüge 1000 T. betragen. Nachdem nun die Flüssigkeiten eine Stunde lang auf 65—70° erwärmt wurden, werden sie nach entsprechendem Absetzen auf Eis nach einigen Tagen filtriert. Verwendung zu Vinum Aurantii compositum.

— Citri wird erhalten, indem man 100 T. Flavedo Citri recens mit 200 T. Weingeist nach dem Mazerationsverfahren 24 Stunden lang extrahiert und nach scharfem Abpressen acht Tage absetzen läßt und filtriert.

— Hyoscyami wird im Gegensatz zur Erg.-B.-Tinktur durch Auflösen von Extractum Hyoscyami 10 T., in einem Gemisch von 74 T. Aqua und 16 T. Spiritus hergestellt. Separandum mit 0,045—0,055 p. c. Alkaloiden.

— Sabadillae acetosa fand Aufnahme an Stelle der Tinctura Sabadillae in der Pharmacopoea Helvetia, Editio IV und wird mit dem Perkolationsverfahren hergestellt aus Sem. Sabadill. 100 T., Acid. Acetic. concentr. 40 T., Spiritus 460 T., Aqua 540 T. Die den Separanden zugehörige Tinktur ist bei der Abgabe in Flaschen mit dem Vermerk zu versehen: Vor Gebrauch mit der doppelten Menge Wasser zu verdünnen.

Tinctura Tormentillae (DA-B.) wird im Verhältnis 1 : 5 mit verdünntem Weingeist im Perkolator hergestellt.
— Viburni prunifolii ist eine aus Cortex Viburni prunifolii mit verdünntem Spiritus bereitete Tinktur, die im Perkolator so hergestellt wurde, daß aus 200 T. Rinde 1000 T. Tinktur erzielt wurden.

Bereits in der Editio IV aufgeführte, jetzt jedoch aus frischen Arzneipflanzen hergestellte Tinkturen:

Tinctura Absinthii, eine im Verhältnis 1 : 1 mit 20 p. c. Weingeist bereitete Wermuttinktur, die zur Enzymtötung auf 65 bis 70° erhitzt worden ist und zu Vinum Aurantii compos. dient.

— Valerianae (DA-B.), eine im Verhältnis 1 : 1 mit Spiritus am Rückflußkühler hergestellte Tinktur, bei der durch die Erhitzung die Enzyme abgetötet sind, die sonst aus der veresterten Säure die unangenehm riechende Baldriansäure in Freiheit setzen.

Nachstehende, bereits in der Editio IV aufgeführte Tinkturen werden unter Verwendung von Extrakten hergestellt:

Tinct. Aloes, Tinct. Aloes comp., Tinct. Belladonnae, Tinct. Cinchonae, Tinct. Cinchonae comp., Tinct. Colocynthidis, Tinct. Digitalis, Tinct. Gentianae, Tinct. Ipecacuanhae, Tinct. Opii, Tinct. Opii benzoic., Tinct. Opii crocata, Tinct. Ratanhiae, Tinct. Rhei, Tinct. Scillae, Tinct. Strychni und Tinct. Ferri pomati (letztere aus Fluidextrakt).

Bei den Spirituosen wäre endlich noch der neu aufgenommene Wein:

Vinum tonicum zu nennen, zu dessen Herstellung man Extractum Cinchonae 5 T., Extractum Colae 0,66 T., in einer Mischung aus 7 T. Spiritus, 2 T. Glyzerin und 16 T. Wasser unter schwachem Erwärmen auf dem Wasserbad löst, die Lösung mit 5 T, Tinctura Strychni, 50 T. Tinctura Aurantii dulcis, 200 T. Sirupus Calcii lactophosphorici und 715 T. Vinum meridianum dulce versetzt und nach mindestens 14tägigem Stehen filtriert.

Verbandstoffe wurden in der Schweizer Pharmakopöe mit den Artikeln Gossypia antiseptica und Telae antiseptica eingeleitet und hierzu die Darstellungsvorschrift angegeben, während für die anderen neu aufgenommenen Spezialwatten und -gazen nur mehr Untersuchungsvorschriften bei den einzelnen Artikeln eingefügt sind. Es handelt sich hierbei um: Gossypium cum Acido borico, Gossypium cum Acido salicylico und Gossypium cum Phenolo, sowie Tela cum Bismuto tribromophenylico, Tela cum Hydrargyro bichlorato, Tela cum Jodochloroxychinolino und Tela cum Jodoformio.

B. Chemisch-Pharmazeutisches

An anorganischen Chemikalien wurden neu aufgenommen:

Acidum arsenicosum ad usum veterinarium braucht gegenüber dem — auch im DA-B. aufgenommenen — reinen Präparat hinsichtlich seines Gehaltes an As_2O_3, der bei Acid. arsenicos. pur. auf 99,4 p. c. festgesetzt ist, nur 97 p. c. betragen.

Acidum nitricum concentratum ist eine 64- bis 66prozentige, niedere Stickoxyde nicht enthaltende Salpetersäure. Bemerkenswert ist, daß sie hinsichtlich des Gehaltes annähernd unserm DA-B.-Präparat Acid. nitric. crud. entspricht, also einen wesentlich höheren HNO_3-Gehalt aufweist als die reine Salpetersäure des DA-B. Eine rauchende und eine verdünnte Salpetersäure finden sich in Tabelle II A bei den Reagenzien.

Ammonium chloratum ad usum veterinarium. Bei diesem für die Tierpraxis vorgesehenen Präparat ist Eisen in geringen Mengen zulässig, auf Nitratbeimengungen läßt die Vorschrift nicht prüfen, der Glührückstand darf 100 p. c. größer sein als bei dem reinen Präparat und der durch Titration mit Silbernitratlösung ermittelte Gehalt an NH_4Cl ist dementsprechend gegenüber dem offizinellen Ammonium chloratum auf 98 p. c. herabgesetzt.

Argentum colloidale ist ein unter Benützung von Produkten der alkalischen Eiweißspaltung hergestelltes, kolloidales Silber, das einen Gehalt von 70 p. c. Ag aufweisen soll. Die Lösungen sind durch Schütteln und Stehenlassen bei Zimmertemperatur jedesmal frisch zu bereiten und müssen vor der Abgabe filtriert werden.

Barium sulfuricum (DA-B.) ist ein ad usum internum, also zur Röntgenologie bestimmtes, reines, geschmack- und geruchloses, feines Pulver, das in Wasser kaum löslich ist.

Bismutum nitricum gehört zu den in Pharm. Ztg. Nr. 22 erwähnten, als Hilfsstoffe zur Herstellung von Arzneibuchpräparaten aufgenommenen, Artikeln; denn unter dem Kopf steht in gesperrter Schrift: „Diese Substanz wird nicht als Arzneimittel verwendet, sondern dient zur Darstellung der offizinellen Wismutpräparate." Das Produkt ist vor Licht geschützt in gut verschlossenem Glase aufzubewahren. Hinsichtlich der Abgabe findet sich im Arzneibuch der Hinweis: „Wenn Bismutum nitricum verordnet ist, so muß Bismutum subnitricum abgegeben werden."

— subcarbonicum (DA-B.). Nach Vorschrift der Editio quinta erhält man das Präparat, indem man 100 T. Wismutnitrat unter Umrühren in einer Mischung von 100 T. Glyzerin und 200 T. Wasser löst, und die filtrierte Lösung in einem geräumigen Gefäß mit einer filtrierten Lösung von 50 T. Kaliumkarbonat in 100 T. Wasser versetzt. Nach dem Absetzen dekantiert man, nutscht ab und wäscht mit Wasser bis zum negativen Ausfall der Nitratprüfung. Mit Weingeist und Äther gewaschen wird das Präparat bei 30 ^{0} vor- und im Schwefelsäure-Exsikkator nachgetrocknet.

Calcium bromatum (Erg.-B.). Die kristallwasserhaltige Verbindung muß mindestens 75 p. c. wasserfreies Ca Br enthalten. Wegen der stark hygroskopischen Eigenschaften des Präparates empfiehlt das Schweizer Arzneibuch bei der Verordnung des Salzes in Lösung die Verwendung einer Lösung von bekanntem Gehalt.

Calcium carbonicum praecipitatum ad usum externum entspricht dem DA-B.-Präparat und ist u. a. zur Herstellung von Pasta dentifricia und Pulv. dentifricius alcalinus zu verwenden.

— chloratum crystallisatum (Erg.-B.). Wegen der hygroskopischen Eigenschaften schreibt das Arzneibuch die Aufbewahrung in gut verschlossenem Glase vor.

— phosphoricum bibasicum ad usum veterinarium ist ein Vieh-Futterkalk, bei dessen Lösung in Salz- oder Salpetersäure evtl. auch geringe Mengen unlöslichen Rückstandes nicht zu beanstanden sind, wenn das Präparat sonst den Anforderungen entspricht.

— phosphoricum monobasicum von der Formel $Ca(H_2PO_4)_2 + H_2O$ hat das Mol.-Gew. 252,16. Für das Präparat ist die Löslichkeit von 1 g in 9 ccm kaltem Wasser vorgeschrieben, gleichzeitig ein Gehalt von höchstenfalls 5 p. c. freier Phosphorsäure, eine Kombination, die kaum zu erfüllen sein dürfte.

— — tribasicum (Erg.-B.). Die Forderung eines Mindestgehaltes von 95 p. c. $Ca_3(PO_4)_2$ wird im Präparat des Erg.-B. mit 97 p. c. angegeben.

Ferrum oxychloratum dialysatum ist eine dem DA-B.-Präparat entsprechende Eisenoxychloridlösung.

Hydrargyrum nitricum oxydulatum. Das auch im Erg.-B. aufgenommene Präparat soll nach dem Schweizer Arzneibuch nicht als Arzneimittel Verwendung finden, sondern dient vielmehr als Ausgangsmittel zur Herstellung von Hydrargyrum chloratum (Venenum).

Hydrogenium peroxydatum concentratum entspricht hinsichtlich der Konzentration (29—31 p. c. H_2O_2) etwa der konzentrierten H_2O_2-Lösung des DA-B. Es muß in dunkeln mit Paraffin überzogenen Korken verschlossenen Flaschen bei den S e p a - r a n d e n aufbewahrt werden und d a r f n u r abgegeben werden, wenn a u s d r ü c k l i c h Hydrogenium peroxydatum c o n c e n t r a t u m verordnet ist.

Kalium carbonicum ad usum veterinarium. Es ist nicht ganz verständlich, weswegen ein Kaliumkarbonat für tierarzneiliche Zwecke besonders aufgenommen wurde, wenn die hierfür gestellten Anforderungen dieselben sind, wie die für das Kalium carbonicum depuratum. Die beiden Präparate sind also identisch; sie müssen einen Mindestgehalt von 90 p. c. K_2CO_3 aufweisen.

— chloratum (Erg.-B.). Die maßanalytische mit $AgNO_3$ auszuführende Gehaltsbestimmung fordert mindestens 99 p. c. KCl.

— hydricum solutum concentratum enthält entsprechend der Darstellung einen KOH-Gehalt von 39,5—40,0 p. c. bei einem Höchstgehalt von 2 p. c. Kaliumkarbonat durch CO_2-Aufnahme aus der Luft während der Bereitung (Titration mit Phenolphthalein und anschließend Methylorange als Indikator). Sie ist demnach stärker als die DA-B.-Lauge (ca. 10fach normal); bei den Reagenzien findet sich noch außerdem eine ca. 2 n-Kalilauge.

Magnesium chloratum (Erg.-B.) schreibt einen Gehalt von mindestens 98 p. c. (MgCl$_2$ + 6 H$_2$O) vor.
— oxydatum ad usum veterinarium läßt einen Feuchtigkeits- und Kohlensäuregehalt von 17 p. c. zu bei einem Mindestgehalt von — auf das wasserfreie Produkt bezogen — 95 p. c. MgO.
— subcarbonicum ad usum veterinarium. Es ist kein wesentlicher Unterschied zwischen dem für tierarzneiliche Verwendung vorgesehenen Artikel und seinem Vorgänger Magn. subcarbonicum (DA-B.). Abgesehen von der Prüfung auf unzulässige Mengen Magnesiumhydroxyd und Magnesiumoxyd sind alle Anforderungen dieselben.
— sulfuricum ad usum veterinarium. Bei der Untersuchung wird gegenüber dem reinen Präparat lediglich von der Prüfung auf Eisen Abstand genommen.

Natrium carbonicum calcinatum ist eine kalzinierte Solvey-Soda des Handels, die mindestens 97,5 p. c. Na$_2$CO$_3$ enthält, während
— carbonicum siccatum (vgl. DA-B.) der Formel Na$_2$CO$_3$ + H$_2$O entspricht und ca. 85 p. c. wasserfreies Na$_2$CO$_3$ enthält. (Das Präparat der Editio quarta entsprach hinsichtlich seines Wassergehaltes [25 p. c.] dem des DA-B. 6.)
— chloratum ad usum veterinarium soll 95 p. c. NaCl (gegenüber 99 p. c. bei Natrium chloratum) enthalten und muß jodidfrei sein. Geringe Mengen Eisen, Kalium und Sulfat sind zugelassen.
— hypophosphorosum (Erg.-B.) ist das zum Arsennachweis viel benutzte Reagens, das stark hygroskopisch ist und auch zur Bereitung von Emulsio Olei Jecoris dient.
— phosphoricum monobasicum mit der Formel NaH$_2$PO$_4$ + 2 H$_2$O hat ein Mol.-Gew. 156,07 und muß mindestens 98 p. c. NaH$_2$PO$_4$ + 2 H$_2$O enthalten.
— sulfuricum siccum ad usum veterinarium entsteht beim Verwittern des für die Tierpraxis bestimmten Glaubersalzes, das gepulvert und auf dem Wasserbad bis zur Gewichtskonstanz erhitzt wird. 2 p. c. Feuchtigkeitsgehalt sind zugelassen.

Stibium sulfuratum aurantiacum (DA-B.) ad usum veterinarium enthält hinsichtlich der Prüfung auf Reinheit keine Erleichterungen gegenüber dem offiziellen Goldschwefel der Humanpraxis.
— — nigrum (DA-B.) ad usum veterinarium muß ebenfalls allen an das für die Humanpraxis vorgesehene Präparat Stibium sulfuratum nigrum gestellten Anforderungen genügen.

Die besondere Aufführung dieser beiden Präparate in der Pharmacopoea Helvetica V erscheint demnach überflüssig.

Talcum purificatum ist ein mit Salzsäure gereinigter Talk. Man stellt ihn her, indem man 100 T. Talcum mit einer Mischung von 80 T. Acid. hydrochloric. fortius (25 p. c.) und 920 T. Wasser unter Umrühren 1 Stunde lang auf dem Wasserbad erhitzt, abnutscht und so lange auswäscht, bis das Waschwasser chloridfrei ist. Alsdann trocknet man den so gereinigten Talk bei 103 bis 105 ^{0}.

An organischen Chemikalien wurden neu aufgenommen:

Acetolum salicylicum, $HO.C_6H_4.COOCH_2.CO.CH_3$, ein mit Salizylsäure verestertes Azetol, dessen Schmelzpunkt zwischen 70 und 73° liegt. Für die Abgabe ist zu bemerken, daß bei Verordnungen von Azetolsalizylsäureester in Substanz eine feine Verreibung mit 2 Teilen Zucker abzugeben ist.

Acetonum (DA-B.). Während das Arzneibuch als Siedepunkt 55 bis 56° vorschreibt, läßt die Pharm. Helv. V ein zwischen 55 und 56,5° siedendes Präparat zu, wozu jedoch vermerkt wird, daß die ganze auf den Vorlauf von höchstens 2,5 ccm folgende Fraktion innerhalb e i n e s Grades übergehen muß. Das mit ammoniakalischem Silbernitrat angesetzte Reaktionsgemisch (auf Aldehyde und andere reduzierende Stoffe) läßt die Schweizer Pharmakopöe vor Licht geschützt in dem Wasserbad auf 50° erwärmen, wobei die Forderung gestellt ist, daß weder eine Gelb- noch Braunfärbung oder gar ein Niederschlag auftreten darf. Die Probe zur Ermittlung des Verdampfungsrückstandes wird nach dem Schweizer Arzneibuch mit der 2½fachen Menge = 25 ccm ausgeführt. Ein wägbarer Rückstand ist nicht zulässig; es wird also ein sehr reines Azeton verlangt, das bei den Separanden aufzubewahren ist.

Acidum benzoicum (DA-B.). Neben der Siambenzoesäure ist ein künstliches, auf chemischem Wege hergestelltes Präparat aufgenommen worden, das einen Schmelzpunkt zwischen 120,5 und 121,5° besitzen soll (gegenüber 122° DA-B.).

— oleinicum. Ein hauptsächlich aus $C_{18}H_{34}O_2$ (nicht $C_{18}H_{32}O_2$ — Erg.-B.) bestehendes Gemisch, das Mineralöl und Stearinsäure nicht enthalten darf. Der Spielraum für das spezifische Gewicht der gelblich bis bräunlich aussehenden Ölsäure ist im Schweizer Arzneibuch enger gezogen als im Ergänzungsbuch, die Säurezahl auf 195—205, die Jodzahl auf 78—90 festgelegt.

— phenylcinchoninicum (Acid. phenylchinolincarbonicum DA-B.) soll zwischen 208 und 210° schmelzen und ist im Gegensatz zu den Bestimmungen des DA-B. als Separandum bezeichnet.

— picrinicum (Acid. picronitricum des Erg.-B.) ist ein sehr reines Präparat, das mindestens 99 p. c. Gehalt an $C_6H_3O_7N_3$ aufweisen muß, was durch Titration bestimmt wird.

— stearinicum (Erg.-B.). Es handelt sich um eine Handelssorte, die durch den Schmelzpunkt zwischen 56 und 70°, durch einen nicht unter 54° liegenden Erstarrungspunkt, sowie durch die nahe beieinanderliegenden Kennzahlen für Säurezahl 200—210 und Verseifungszahl höchstens 220 charakterisiert ist.

Aconitinum. Das Präparat ist identisch mit dem Aconitinum cristallisatum des Erg.-Buchs. Im Schweizer Arzneibuch ist die mikroskopische Untersuchung bei 100facher Vergrößerung auf amorphes Akonitin vorgeschrieben. Das Alkaloid muß mindestens 99,1 p. c. Akonitin enthalten und soll zwischen 186 und 190° schmelzen (Erg.-B. 194° bei schnellem Erhitzen). Als Maximaldosen sind für die größte Einzelgabe 0,0001 g und 0,0003 g als dosis maxima pro die angegeben, also $1/_5$ der im Erg.-B. zugelassenen Menge.

Adrenalinum (Suprareninum DA-B.). Das Schweizer Arzneibuch hat die reine Adrenalinbase unter die Venena aufgenommen und macht keine einschränkenden Bemerkungen hinsichtlich der Herkunft des Präparates, so daß sowohl das synthetische als auch das natürliche Präparat, sofern sie die Prüfungen der Pharm. Helv. V erfüllen, Verwendung finden können. Die spezifische Drehung in ½ n-Salzsäure soll bei 20° zwischen — 50 und — 53,5 liegen. Das Präparat dient zur Darstellung der Solutio Adrenalini hydrochlorici.

Aethylhydrocupreinum basicum (Erg.-B.). Ist ein andere Alkaloide nicht enthaltendes Optochin, das keine Säurereaktionen geben und höchstens 3 p. c. Feuchtigkeit aufweisen darf. Zur Prüfung auf organische Verunreinigung wird eine kolorimetrische Vergleichslösung aus $^1/_{100}$ n-Kaliumbichromatlösung und $^1/_{10}$ n-Kupfersulfatlösung herangezogen. Die spezifische Drehung wird in einer mit Salz- und Schwefelsäure bereiteten wäßrigen Lösung vorgenommen und der Gehalt von $C_{21}H_{28}O_2N_2$ titrimetrisch bestimmt.

Aethylhydrocupreinum hydrochloricum (entspricht dem Optochin hydrochloricum des Erg.-B.) wird analog der reinen Base geprüft; die titrimetrische Gehaltsbestimmung erfolgt in einer Chloroform-Spiritus-Mischung; der p_H-Wert der Stammlösung ist vorgeschrieben.

Aethylium paraminobenzoicum (Anästhesin DA-B.). Hinsichtlich des Schmelzpunktes wird ein zwischen 88,5 und 90,5° schmelzendes Präparat gefordert; bei den Löslichkeitsdaten findet sich die Angabe: löslich 1 : 35 in Olivenöl (DA-B. 1 : 50).

Alcohol cetylicus ($CH_3-[CH_2]_{14}-CH_2OH$) stellt eine weiße kristallinische Masse oder farblose, glänzende Blättchen dar. Man verwendet das Präparat zur Herstellung von Unguentum cetylicum. Als Schmelzpunkt gibt das Schweizer Arzneibuch 48 bis 50° an, die Verseifungszahl muß 0 betragen.

— trichlorisobutylicus ($[CH_3]_2 C \cdot CCl_3 \cdot OH + ½ H_2O$). Es sind farblose, durchsichtige, nach Kampfer riechende und schmeckende Kristalle, die ½ Mol. Kristallwasser aufweisen sollen, und zwischen 79,5 und 81° schmelzen. Der Gehalt an Trichlorisobutylalkohol von obiger Formel wird titrimetrisch aus dem Verbrauch an $^1/_{10}$ n-Silbernitratlösung errechnet und muß 99,4 p. c. als Minimum und höchstens 100 p. c. betragen.

Allobarbitalum ist Acid. diallylbarbituricum, also ein Schlafmittel wie Dial oder Curral, das zu den Separanden gehört. Als Schmelzpunkt gibt das Arzneibuch 170—172° an.

Barbitalum solubile entspricht dem DA-B.-Präparat Natrium diaethylbarbituricum und ist auf seinen Gehalt an $C_8H_{11}O_3N_2Na$ mit $^1/_{10}$ n-Salzsäure-Titration zu untersuchen. Außerdem ist der Schmelzpunkt des sich aus seiner wäßrigen Lösung auf Zusatz äquivalenter Mengen verdünnter Essigsäure ausscheidenden reinen Barbitals (Acid. diaethylbarbituric.) nach dem Waschen und Trocknen für die Reinheit maßgebend.

Benzinum (vgl. Benzinum Petrolei DA-B.) ist der bei der Petroleumrektifikation zwischen 65 und 100° übergehende Anteil, der vornehmlich aus Hexan und Heptan besteht. Das spezifische Gewicht muß sich zwischen 0,685 und 0,705 bewegen. Zu bemerken ist die Prüfung vermittels mit Äther extrahiertem Natriumsulfid auf Bleiverbindungen, sowie die Untersuchung auf Benzol.

Benzolum (Erg.-B) muß zwischen 79 und 80,5° vollständig überdestillieren und darf kein Thiophen enthalten. Es ist bei den Separanden aufzubewahren.

Bromadalum ist ein dem Adalin (DA-B.) chemisch gleichwertiger Diäthylbromazethylharnstoff von der Formel $C_7H_{13}O_2N_2Br$, der zwischen 116 und 118° schmilzt. Die Pharm. Helvetic. V verlangt einen bestimmten Bromgehalt, dessen Richtigkeit titrimetrisch nachzuprüfen ist.

Bromisovalum (Bromural DA-B) besitzt die Formel $C_6H_{11}O_2N_2Br$. Das Präparat, dessen Bromgehalt analog dem des Bromadalum zu prüfen ist, entspricht der bei uns bekannten Spezialität Bromural. Als Schmelzpunkt wird 145—150° vorgeschrieben. Bromadalum und Bromisovalum sind bei den Separanden eingereiht.

Bromoformium solutum ist eine unter kräftigem Schütteln hergestellte Lösung von 10 T. Bromoformium, 36 T. Glycerinum concentratum und 54 T. Spiritus absolutus. Das Präparat ist vor Licht geschützt, in mit schwarzem Papier umwickelten mit Glasstopfen versehenen Gläsern nicht länger als 2 Monate aufzubewahren. Separandum.

Carboneum sulfuratum (Erg.-B.) gehört im Schweizer Arzneibuch zu den Separanden.

Chinidinum sulfuricum (Erg.-B.) wird in der Pharm. Helvetic. V als Sulfat eines Stereoisomeren des Chinins zu den Separanden gerechnet. Es wird hauptsächlich auf andere Alkaloide und auf richtigen Gehalt an Chinidinsulfat geprüft, der 99,5 p. c. ($[C_{20}H_{24}O_2N_2]_2 \cdot H_2SO_4 + 2 H_2O$) betragen muß. Die Gehaltsbestimmung wird titrimetrisch in einem Chloroform-Weingeistgemenge wie beim Optochin. hydrochloric. ausgeführt. Zur Beurteilung der richtigen Zusammensetzung ist der p_H-Wert der wäßrigen Lösung zu ermitteln.

Chininum dihydrochloricum (Erg.-B.). Den Reinheitsgrad läßt das Arzneibuch durch Prüfung auf andere Alkaloide, auf anorganische und organische Fremdkörper sowie durch Bestimmung der Wasserstoffionenkonzentration und durch die Bestimmung der spezifischen Drehung nachweisen. Die Gehaltsermittlung erfolgt in weingeistiger Chloroformlösung. Das Präparat hat mindestens 99,5 p. c. aufzuweisen.

Cocainum. Die weder im DA-B. noch im Erg.-B. aufgenommene freie Kokainbase gehört nach dem Schweizer Arzneibuch ebenso wie die zugehörigen Salze zu den Venena. Die Base schmilzt zwischen 95 und 98°, ihr Feuchtigkeitsgehalt darf bei Ermittlung durch Trocknen im Schwefelsäureexsikkator 0,1 p. c. nicht übersteigen. Die spezifische Drehung der salzsauren Lösung ist $[\alpha_D^{20°}]$ — 71 bis — 73°. Das Schweizer Arzneibuch fordert einen Minimalgehalt von 99,3 p. c. $C_{17}H_{21}O_4N$. Hinsichtlich der Löslichkeit finden sich die Angaben für die Base, löslich in 10 T. Weingeist, 4 T. Äther, 0,5 T. Chloroform, 12 T. Olivenöl, 150 T. Vaselinöl.

Cocainum nitricum (DA-B.) wird bezüglich seines Gehaltes in einem Chloroform-Spiritusgemisch mit $^1/_{10}$ n-Natronlauge titriert. Das Präparat ist wie die reine Base auf Zinnamylkokain, Tropakokain, Isatropylkokain, auf Morphin und Bruzin zu prüfen. Die wäßrige Lösung reagiert nicht neutral, p_H 5—5,8. Das Salz muß mindestens 99,4prozentig sein.

Codeinum hydrochloricum (Erg.-B.). Das Chlorhydrat des Kodeins, das zur Herstellung von Opialum gebraucht wird, soll bei seiner titrimetrischen Gehaltsbestimmung in einer Alkohol-Chloroformlösung mindestens 99,3 p. c. an $C_{18}H_{21}O_3N \cdot HCl +$ 2 H_2O ergeben. Der p_H-Wert ist zu ermitteln und soll über die einwandfreie Beschaffenheit Aufschluß geben.

Colchicinum (vgl. DA-B.-Präparat) besitzt nach dem Schweizer Arzneibuch die Formel $C_{22}H_{25}O_6N + 1½ H_2O$ und das Mol.-Gew. 426,23. Das Präparat ist u. a. zu prüfen auf Kolchizein, fremde Alkaloide, den Verbrennungsrückstand und auf Kristallchloroform. Die letztgenannte Prüfung dürfte um so mehr angebracht sein als andere Arzneibücher wie z. B. das DA-B. 6 ein Colchicin mit Kristallchloroform aufführen.

Colloxylinum ist ein Gemisch von hauptsächlich Zellulosedinitrat mit kleinen Mengen Zellulosetrinitrat. Für seine Aufbewahrung ist ein kühler Ort vorgeschrieben, wo es vor Licht und Feuer geschützt und mit Weingeist befeuchtet in gut verschlossenen Gefäßen zu lagern hat. Da Kollodium auf Schlag hin explodiert, seine Löslichkeit bei langem Aufbewahren nachläßt und die Kollodiumwolle im Laufe der Zeit sauer wird, so ist es kein Vorteil, größere Bestände auf einmal zu beziehen. Das Präparat wird zur Herstellung von Collodium und Collodium compositum benötigt.

Cotarninium chloratum (DA-B.). Neben der Prüfung auf Narkotin ist es auf seinen Feuchtigkeitsgrad sowie seinen Gehalt an $C_{12}H_{14}O_3NCl$ zu untersuchen. Der letztere soll nicht weniger als 87,6 p. c. und höchstens 91 p. c. betragen.

Diazetylaminoazotoluolum entspricht dem Pellidol (DA-B.).

Dimethylaminoantipyrin ist mit dem Pyramidon (DA-B.) identisch. Als Maximaldosen sieht das Schweizer Arzneibuch 0,3 als höchste Einzelgabe bzw. 1,0 als Tagesdosis vor.

Emetinum hydrochloricum (DA-B.) ist das 4 Mol. Kristallwasser enthaltende Chlorhydrat, dem die Formel $C_{29}H_{40}O_4N_2 \cdot 2 HCl + 4 H_2O$ zukommt bei einem Molekulargewicht des wasserfreien Salzes 553,27. Molybdänschwefelsäure ist zum Identitätsnachweis vorgeschrieben. Der p_H-Wert ist zu bestimmen, außerdem ist auf Kodein mit $FeCl_3$, auf Zephaelin, auf den Verbrennungsrückstand zu prüfen; der Mindestgehalt von wasserfreiem Chlorhydrat ist mit mindestens 87 und höchstens 90 p. c. festgelegt. Für beide Maximaldosen ist die doppelte Menge zulässig.

Ephedrinum hydrochloricum (Erg.-B.). Bei der Identitätsreaktion mit Kupfersulfat und Natronlauge ist die entstehende Violettfärbung maßgebend und als Schmelzpunkt ein Spielraum zwischen 212 und 215° zulässig. Das Schweizer Arzneibuch läßt außerdem neben den im Erg.-B. vorgeschriebenen Prüfungen die p_H-Bestimmung ausführen, weiterhin auf Eiweiß, fremde Alkaloide, in Sonderheit auf Morphium und Bruzin prüfen und den Gehalt an l-Ephedrinhydrochlorid untersuchen. Es wird mindestens 99,6 p. c. gefordert. Als dosis maxima pro die sind 0,2 g fixiert.

Glycerinum concentratum soll ein doppelt destilliertes Präparat mit einem Gehalt von mindestens 98 p. c. Propantriol sein, dessen spezifisches Gewicht zwischen 1,260 und 1,266 liegen und das im übrigen allen anderen an Glycerinum gestellten Anforderungen genügen muß.

Glycosum (Saccharum amylaceum DA-B.). Die Prüfung auf Dextrin und Stärke ist mit Jodlösung auszuführen und u. a. ist auf Aluminium zu prüfen. Das Präparat ist über Kalk aufzubewahren; zur Bestimmung der spezifischen Drehung ist getrockneter Traubenzucker zu verwenden, wobei die Grenzen zwischen + 51,5 und + 53° gezogen sind.

Guaiacolum. Die Schweizer Pharmakopöe hat an Stelle des Guajacolum liquidum (Erg.-B.) die farblosen, schwach rötlich oder gelblich gefärbten Kristalle aufgenommen und fordert einen Schmelzpunkt zwischen 27 und 28,5°. Neben der Identitätsreaktion muß auf nichtphenolische Begleitstoffe und auf den Verbrennungsrückstand geprüft werden. Als Dosis maxima simplex ist 0,25 und als Tagesdosis 1,0 g angesetzt. Für die Abgabe von Guaiacolum liquidum ist folgende Bestimmung aufgenommen: „Wenn Guaiacolum liquidum verordnet ist, so darf eine Mischung von 100 T. geschmolzenem Guaiacolum und 0,5 T. Creosotum abgegeben werden."

Lobelinum hydrochloricum. Das Präparat entspricht demjenigen des DA-B. Die spezifische Drehung des getrockneten Lobelinhydrochlorids muß zwischen — 55,75 und — 58,25° liegen, während das DA-B.-Präparat für die gesättigte wäßrige Lösung $[\alpha]_D^{20°} = -42,51°$ vorschreibt, woran zu erkennen ist, daß es im Handel doch noch recht unterschiedliche Lobeline gibt. Einen Schmelzpunkt schreibt die Pharm. Helv. V nicht vor, dagegen ist der p_H-Wert zu untersuchen, sowie der vorgeschriebene Mindestgehalt von 99,3 p. c. nachzuprüfen. Die Maximaldosen sind für Injektionen mit 0,01 g für die Einzelgabe und 0,02 als größte Tagesgabe fixiert.

Metacresolum, vergl. das Cresolum crudum des DA-B. Bei der Siedepunktsbestimmung ist u. a. im Wortlaut anzugeben, daß unterhalb 100° kein milchiges Destillat und unterhalb 197° ein Vorlauf von höchstens 1 ccm übergehen darf. Von 50 ccm Metacresol müssen innerhalb 197 und 199° mindestens 45 ccm überdestillieren. Die Gehaltsbestimmung erfolgt über Trinitrometakresol, wobei das Schweizer Arzneibuch aus 10 g offizinellen Präparates 16,52 g Trinitroderivat verlangt, was einem Mindestgehalt von 95 p. c. Metakresol entspricht (das DA-B.-Präparat soll mindestens 50 p. c. enthalten).

Methylium paraoxybenzoicum, $OH \cdot C_6H_4 \cdot CO_2CH_3$, mit dem Molekulargewicht 152,06, ist der chemische Name für das als Konservierungsmittel bekannte Nipagin M, ein beinahe geruch- und anfangs geschmackloses, später etwas brennend schmeckendes Kristallpulver, das zwischen 126 und 129 ⁰ schmilzt.

— phenylcinchoninicum ist das Methylium phenylchinolincarbonicum des DA-B.; in der Schweiz gehört das Novatophan-Ersatzpräparat zu den Separanden.

Methylrosanilinium chloratum, ein dem Pyoktanin coeruleum (DA-B.) entsprechendes Präparat, das aus einem Gemisch der Chlorhydrate von Penta- und Hexa-methyl-p-rosanilin besteht. Das Schweizer Arzneibuch läßt neben fremden, färbenden Stoffen auf Dextrin, Stärke und anorganische Beimengungen untersuchen.

Naphthalinum depuratum ist neben dem reinen Präparat (DA-B.) aufgenommen; es ist wohl die t e c h n i s c h reine Qualität damit bezeichnet; es fehlt nicht der Hinweis, wonach für ohne nähere Bezeichnung verschriebenes Naphthalin das ebenfalls offizinelle Naphthalinum purum zu dispensieren ist. Der Schmelzpunkt ist für beide Präparate gleich vorgeschrieben.

Narceinum hydrochloricum hat die Formel $C_{23}H_{27}O_8N \cdot HCl$ bei einem Molekulargewicht 481,69. Das zu den Separanden gehörende Präparat ist als Arzneimittel für sich allein nicht gebräuchlich, dient aber zur Herstellung von Opialum; ebenso verhält es sich mit dem

Narcotinum hydrochloricum, einem mit 2 Mol. Kristallwasser beständigen Hydrochlorid des Narkotins, das mindestens 99 p. c. und höchstens 102 p. c. $C_{22}H_{23}O_7N \cdot HCl$, also des kristallwasserfreien Salzes, enthalten muß; es dient zur Opialherstellung.

Natrium acetylarsanilicum (DA-B.). Gegenüber dem DA-B. hat das gleichnamige Präparat in der Pharm. Helv. V ein Molekül Kristallwasser mehr, also $C_8H_9O_4NAsNa + 5 H_2O$, und ein Molekulargewicht von 371,12 gegen 353,10. Im Schweizer Arzneibuch ist die Maximaldosis viel niedriger angesetzt als im DA-B. (0,1 als Einzelgabe und 0,25 als Höchstgabe pro Tag). Den Arsengehalt läßt das Schweizer Arzneibuch auf oxydativem Wege jodometrisch bestimmen. Er muß mindestens 20,2 und darf höchstens 20,5 p. c. betragen.

— citricum tribasicum ist das neutrale Natriumzitrat des Erg.-B., dem die Formel $C_6H_5O_7Na_3 + 5½ H_2O$, also das Molekulargewicht 357,13 zukommt. Die Gehaltsbestimmung muß 98 p. c. ergeben.

— sulfaminochloratum, vergl. Chloramin crudum (Erg.-B.). Während für das letztere ein Gehalt von mindestens 20 p. c. an wirksamem Chlor vorgeschrieben ist, verlangt die Helvetica V 24 bis 26 p. c. und reiht das Präparat zu den Separanden ein.

Neoargentarsphenaminum ist Neosilbersalvarsan (DA-B.) und muß einen Silbergehalt von 6 bis 7 p. c. aufweisen und gleichzeitig 18,5 bis 19,5 p. c. As enthalten.

Neoarsphenaminum (DA-B.) entspricht in vielem dem Neosalvarsan, für das derselbe Arsengehalt vorgeschrieben ist wie für das Neosilbersalvarsan. Hinsichtlich der Aufbewahrung, der Abgabe, der Herstellung von Lösungen sowie bezüglich des Inverkehrbringens sind Sonderbestimmungen erlassen.

Nitroglycerinum solutum (DA-B.). Die Bestimmungsmethode zur Gehaltsermittlung gründet sich noch auf die im DA-B. bereits außer Kraft gesetzte Untersuchungsvorschrift.

Opialum. Es handelt sich bei diesem Präparat um ein sehr feines homogenes Gemisch, in dem sich die sechs hauptsächlichsten Alkaloide des Opiums befinden. Der Gehalt an wasserfreiem Morphinum soll 49,5 bis 51 p. c. enthalten. Die Ermittelung des p_H-Wertes wird vorgeschrieben.

Oxychinolinum sulfuricum ist das Chinosol des Erg.-B. Das Präparat muß auf Kaliumsulfat und andere anorganische Verbindungen untersucht werden, und ist durch Titration mit Bromidbromatlösung auf seinen Gehalt zu prüfen.

Papaverinum hydrochloricum (DA-B.). Das Schweizer Arzneibuch läßt den p_H-Wert bestimmen, auf Morphin, Kodein, Kryptopin, Narzein, Narkotin, Thebain und organische Verunreinigungen prüfen und schreibt als Mindestgehalt 99,3 p. c. vor. Außer den gleichlautend mit den im DA-B. angegebenen Maximaldosen sind solche auch für Injektionen (0,05 g für die Einzelgabe und 0,15 g als Tageshöchstgabe) vermerkt.

Phenobarbitalum (= Acid. phenylaethylbarbituricum DA-B.). Die Maximaldosen sind gegen die des DA-B. um 50 p. c. niedriger und betragen 0,2 g für Einzeldosen und 0,3 g als höchste Tagesgabe.

Phenobarbitalum solubile (= Natrium phenylaethylbarbituricum DA-B.). Der Mindestgehalt ist auf 97 p. c. festgesetzt, im übrigen sind die Prüfungen und Maximaldosen denen des Phenobarbitals angeglichen.

Phenolphthaleinum (DA-B.). Der Schmelzpunkt soll zwischen 250 und 254° liegen. Das Präparat ist auf Schwermetalle, Arsen und auf den Verbrennungsrückstand zu untersuchen. Als höchste Einzelgabe nennt das Arzneibuch 0,1 g, als Dosis maxima pro die 0,3 g.

Procainum. Die einfache Base, das Paraminobenzoyldiäthylaminoäthanol, hat weder des DA-B. noch das Erg.B. aufgenommen. Als Schmelzpunkt schreibt die Pharm. Helv. 60 bis 62° vor. Geprüft werden muß die Base auf kolloidalen Schwefel, Procain- und andere, selbst anorganische Salze, organische Verunreinigungen, Morphin, Bruzin und auf den Mindestgehalt, der mit 99,5 p. c. eine hohe Anforderung an das Präparat stellt. Als Maximaldose sind 0,2 g bzw. 0,6 pro die genannt.

Procainum hydrochloricum (= Novocainum hydrochloricum DA-B.). Der Schmelzpunkt 153—154° ist niedriger angesetzt als im

DA-B. (156°). Außer den Identitätsprüfungen wird zur Kontrolle die p_H-Wertprüfung verlangt, des weiteren Untersuchungen zum Nachweis auf Schwermetalle, Arsen, organische Verunreinigungen, Morphin, Bruzin sowie die Gehaltsbestimmung (99,5 p. c. mindestens). Für die Herstellung und Sterilisation von 2 bzw. 1 p. c. Prokainhydrochlorid-Bikarbonat-Lösungen mit Adrenalinzusatz wird eine genaue Vorschrift angegeben: „Zunächst löst man in 100 g sterilem, destilliertem Wasser 0,5 bzw. 0,25 g Natriumkarbonat und 0,3 bzw. 0,5 Natriumchlorid ohne Anwendung von Wärme auf. Alsdann werden 0,6 g bzw. 0,5 g Prokainhydrochlorid in 30 ccm bzw. 50 ccm dieser Flüssigkeit gelöst. Das Ganze wird verschlossen und nach f (Allgemeine Bestimmungen) sterilisiert. Nach vollständigem Erkalten setzt man 5 Tropfen Adrenalinlösung zu." Vermerkt ist, daß die Lösungen bei Bedarf stets frisch zu bereiten sind. Die Maximaldosen sind dieselben wie bei der einfachen Base.

Procainum nitricum ist Novokainnitrat (DA-B.). Hierzu ist lediglich zu bemerken, daß der Schmelzpunkt zwischen 100 und 102° liegen muß und der Mindestgehalt 99,5 p. c. betragen soll. Im übrigen sind die Bestimmungen denen des Prokainhydrochlorids angepaßt.

Saccharinum solubile (DA-B.) ist auf Alkalikarbonate und p-Sulfaminobenzoesäure neben den auch im DA-B. aufgenommenen Verunreinigungen zu untersuchen und der Schmelzpunkt des aus wäßriger Lösung mit Salzsäure abgeschiedenen Saccharins (220—224,5°) zu prüfen.

Stibio-Kalium tartaricum ad usum veterinarium (DA-B.). Nach den Bestimmungen des Schweizer Arzneibuchs muß Brechweinstein für tierärztliche Zwecke allen an das Präparat für die Humanpraxis gestellten Anforderungen genügen; diese Einschränkung ist auch bei den anderen Stibiumpräparaten getroffen.

Thebainum hydrochloricum hat die Formel $C_{19}H_{21}O_3N$. HCl + zirka ½ H_2O und wasserfrei das Molekulargewicht 347,64. Das Präparat muß auf Abwesenheit von Morphin, Papaverin, Narkotin und anderen Alkaloidsalzen sowie auf anorganische Beimengungen und Verbrennungsrückstand untersucht werden. Der p_H-Wert und der auf 99 p. c. festgesetzte Mindestgehalt des Präparates muß kontrolliert werden.

Theophyllino-Natrium aceticum von der Formel $C_7H_7O_2N_4Na$. $CH_3COONa + H_2O$ hat das Molekulargewicht 302,13 und muß einen Theophyllingehalt von zirka 65 p. c. aufweisen. Zu bestimmen ist der p_H-Wert und zu untersuchen ist das Präparat in analoger Weise wie das Theobromino-Natrium salicylicum auf organische Verunreinigungen, Morphin, Bruzin, Koffein und andere Xanthinbasen sowie auf Schwermetalle und Sulfate. Die höchste Einzeldosis ist für das zu den Separanden gehörende Medikament auf 0,5 g, die Dosis maxima pro die auf 1,5 festgesetzt.

Theophyllinum (DA-B.). Der Wassergehalt muß mindestens 8 p. c. und darf höchstens 9,1 p. c. betragen, die Maximaldosis für einmal beträgt 0,3 g, die Höchstgabe im Tag 1,0 g. Die hier auszuführenden Untersuchungen beziehen sich auf den Nachweis der Reinheit analog dem soeben genannten Doppelsalz.

Vanillinum (DA-B.) muß zwischen 80,5 und 82⁰ schmelzen.

Xylolum (Erg.-B.). Bei der Siedepunktbestimmung mit 50 ccm soll, abgesehen von einem höchstens 2,5 cm betragenden Vorlauf, das Präparat zwischen 137 und 143⁰ übergehen; das spezifische Gewicht muß zwischen 0,85 und 0,87 liegen. Separandum.

Yohimbinum hydrochloricum (DA-B.). Die Identitätsreaktion ist mit Molybdänschwefelsäure auszuführen. Der Feuchtigkeitsgrad darf höchstens 0,5 p. c. betragen. Die spezifische Drehung muß zwischen + 99 und + 104⁰ liegen. Der p_H-Wert ist nachzuprüfen. Das getrocknete Yohimbinhydrochlorid muß mindestens 99,4 p. c. $C_{21}H_{26}O_3N_2 \cdot HCl$ enthalten. Als Maximaldosen werden 0,02 g einmalig, als tägliche Höchstgabe 0,06 g und für die subkutane Injektion 0,01 g fixiert.

Yohimbinum hydrochloricum ad usum veterinarium muß alle an das Humanpräparat gestellten Anforderungen erfüllen.

C. Nomenklatur

Nachstehende Übersicht zeigt die Verschiedenheit der Nomenklatur gegenüber der im DA-B. und Ergänzungsbuch. Die Bezeichnungen der Pharm. Helv. lehnen sich an die Arzneibücher Großbritanniens und der U. S. A. an und sind sogenannte „Kurzbezeichnungen", außerdem sind noch diejenigen Mittel angeführt, bei denen hinsichtlich Konzentration Verschiedenheiten gegenüber dem DA-B. vorhanden sind. Die zuerst genannten Bezeichnungen sind die des Schweizer Arzneibuchs.

Acetylparaminosalolum ... Acetylparaminophenolum salicylicum ... Salophen.

Acidum aceticum concentratum (98—100 p. c.) ... Acidum aceticum glaciale.

— boricum solutum (3 p. c.) ... Solutio acidi borici.

— hydrochloricum fortius (25 p. c.) ... Acidum hydrochloricum.

— nitricum concentratum (65 p. c.) ... — nitricum (25 p. c.).

— phosphoricum dilutum (10 p. c.) ... — phosphoricum (25 p. c.).

— sulfuricum dilutum (10 p. c.) ... — sulfuricum dilutum (15 p. c.).

Allobarbitalum ... Acidum diallylbarbituricum ... Dial ... Curral.

Aluminium acetico-tartaricum solutum (10 p. c.) ... Liquor Aluminii acetico-tartarici (45 p. c.).

Ammonium hydricum solutum (10 p. c.) ... Liquor Ammonii caustici (10 p. c.).

Antipyrino-Coffeinum citricum ... Migraenin.

Antipyrinum salicylicum ... Phenyldimethylpyrazolonum salicylicum ... Salipyrin.

Barbitalum ... Acidum diaethylbarbituricum ... Veronal.
— solubile ... Natrium — ... Medinal.
Bromadalum ... Bromdiaethylacetylcarbamidum ... Adalin.
Bromisovalum ... Bromisovalerianylcarbamidum ... Bromural.
Calcium hydricum solutum ... Aqua Calcis.
Calcium oxydatum ... Calcaria usta.
Chininum aethylocarbonicum ... Euchinin.
Electuarium lenitivum ... Electuarium Sennae.
Elixir Ferri aromaticum ... Tinctura Ferri aromatica.
Fel Bovis recens ... Fel Tauri.
Ferrum albuminatum solutum ... Liquor Ferri albuminati.
— oxychloratum dialysatum ... — — oxychlorati dialysati.
— sesquichloratum solutum ... — — sesquichlorati.
Guttapercha soluta ... Traumaticinum.
Glycosum ... Saccharum amylaceum.
Jodochloroxychinolinum ... Vioform.
Kalium arsenicosum solutum ... Liquor Kalii arsenicosi.
— bitartaricum ... Tartarus depuratus.
— guaiacolsulfonicum ... Kalium sulfoguajacolicum ... Thiocol.
— hydricum solutum concentratum (40 p. c.) ... Liquor Kali caustici (15 p. c.).
— silicicum solutum ... Liquor Kalii silicici.
Lupulinum ... Glandulae Lupuli.
Methylium aminooxybenzoicum ... Orthoform.
— paraoxybenzoicum ... Nipagin.
Methylrosanilinium chloratum ... Pyoctaninum coeruleum (Methylviolett).
Naphtholum benzoicum ... Benzonaphthol.
Natrium biboricum ... Borax.
— hydricum solutum concentratum (30 p. c.) ... Liquor Natri caustici (15 p. c.).
— sulfaminochloratum ... Chloramin.
Neoarsphenaminum ... Neosalvarsan ... Natrium p-dioxy-m-diaminoarsenobenzolmethylensulfoxylat.
Neoargentarsphenaminum ... Neosilbersalvarsan.
Phenetidinum lactylatum ... Lactylphenetidinum ... Lactophenin.
Phenobarbitalum ... Acidum phenylaethylbarbituricum.
— solubile ... Natrium —.
Pix Abietinarum ... Pix liquida.
— Oxycedri ... Pix Juniperi ... Oleum cadinum.
Plumbum orthoplumbicum ... Minium.
— oxydatum ... Lithargyrum.
— subaceticum solutum (17 p. c.) ... Liquor Plumbi subacetici (23 p. c.).
— subcarbonicum ... Cerussa.

Procainum et salia ... Paraminobenzoyldiaethylaminoaethanol ... Novocain.

Sirupus Ferri iodati concentratus (5 p. c.) ... Sirupus Ferri jodati (5 p. c.).
Wenn Sirup. Ferr. iodat. ohne nähere Bezeichnung verordnet ist, so muß ein 0,5prozentiger (!) Sirup. Ferr. iodat. durch Verdünnung mit Sirup. simpl. (1 + 9) abgegeben werden.

Solutio Jodi spirituosa ... Tinctura Jodi.

Spiritus (92,1—92,9 Gew.-p. c.) ... Spiritus (87,35—85,80 Gew.-p. c.).

— dilutus (62,2—62,7 Gew.-p. c.) ... Spiritus dilut. (61—60 Gew.-p. c.).

Stibio-Kalium tartaricum ... Tartarus stibiatus.

Stipes Laminariae ... Laminaria.

Stylus Maydis ... Stigmata Maydis.

Talcum purificatum ... Gereinigter Talk.

Tinctura Carbonis detergens ... Liquor Carbonis detergens.

— Cinchonae (1 p. c. Alkaloid) ... Tinct. Chinae (0,74 p. c.).

— — composita (1 p. c.) ... — — composita (0,3 p. c.).

— Digitalis (1 : 10, mit wasserhaltigem Spiritus) ... — Digitalis (1 : 10, mit absolutem Alkohol).

— Sabadillae acetosa ... Acetum Sabadillae.

— Strophanthi (1,9—2,1 p. m.) ... Tinctura Strophanthi (0,39—0,41 wasserfreies g-Strophanthin).

MIX
Papier aus verantwortungsvollen Quellen
Paper from responsible sources
FSC® C105338

If you have any concerns about our products,
you can contact us on
ProductSafety@springernature.com

In case Publisher is established outside the EU,
the EU authorized representative is:
**Springer Nature Customer Service Center GmbH
Europaplatz 3, 69115 Heidelberg, Germany**

Printed by Libri Plureos GmbH
in Hamburg, Germany